药学综合知识与技

临考冲刺模拟试卷（一）

一、**A型题**（最佳选择题。共40题，每题1分。每题的备选答案中只有一个最佳答案）

1. 患者到药店购买"扑尔敏"，药师应给（　　）
   A. 氯苯那敏片　　　　　　　　B. 阿昔洛韦片
   C. 更昔洛韦片　　　　　　　　D. 奥司他韦片
   E. 苯海拉明片

2. 心房颤动，简称房颤，是一种常见的心律失常。以下选项中，不属于心房颤动种类的有（　　）
   A. 间歇性房颤　　　　　　　　B. 阵发性房颤
   C. 持续性房颤　　　　　　　　D. 长期持续性房颤
   E. 永久性房颤

3. 下列药物中服用后可在乳汁中分泌较多的是（　　）
   A. 青霉素G　　　　　　　　　B. 头孢呋辛
   C. 华法林　　　　　　　　　　D. 地西泮
   E. 氨苄西林

4. 下列哪种疾病不会引起γ-谷氨酰转移酶（GGT）升高（　　）
   A. 传染性肝炎　　　　　　　　B. 酒精性肝硬化
   C. 胰纤维性囊肿瘤　　　　　　D. 前列腺肿瘤
   E. 进行性肌肉营养不良

5. 细菌性脑膜炎患者应用万古霉素治疗，快速大剂量静脉滴注后可能会产生（　　）
   A. "胰岛素样自体免疫综合征"　　B. "灰婴综合征"
   C. "药源性流感样综合征"　　　　D. "手足综合征"
   E. "红人综合征"

6. 正常人血清白蛋白和球蛋白的比值（A/G）是（　　）
   A. 1~2∶1　　　　　　　　　　B. 1.5~3∶1
   C. 2∶1　　　　　　　　　　　D. 1~2∶1
   E. 1.5~2.5∶1

7. 目前，应用最广泛的试带法测定随机尿液中pH的检测范围为（　　）
   A. 5.5~8.5　　　　　　　　　B. 5.0~8.5
   C. 6.0~9.5　　　　　　　　　D. 6.0~9.0
   E. 4.5~8.0

8. 不属于老年人疾病特点的是（　　）
    A. 起病隐匿，症状不典型　　　　B. 意识障碍，诊断困难
    C. 起病急骤，症状明显　　　　　D. 病情进展快
    E. 多种疾病同时存在

9. 药库接收了一批药品，其中需要在冷处贮存的是（　　）
    A. 西地碘片　　　　　　　　　　B. 硫普罗宁片
    C. 双歧三联活菌胶囊　　　　　　D. 乳酶生片
    E. 托烷司琼注射液

10. 下列选项中，关于老年人药动学方面改变的叙述，错误的是（　　）
    A. 胃酸分泌减少，一些酸性药物解离减少，吸收增加
    B. 脂肪组织增加而总体液及非脂肪组织减少，某些药物分布容积减小
    C. 肝细胞合成白蛋白的能力降低，某些易与血浆蛋白结合的药物游离型浓度增高
    D. 肝微粒体酶系的活性降低，肝脏代谢药物能力下降，药物血浆半衰期延长
    E. 当使用经肾排泄的药物时，易在体内蓄积导致不良反应

11. 治疗老年高血压的目标是血压降低至（　　）
    A. 收缩压<150mmHg或更低些　　B. <150/90mmHg
    C. <140/90mmHg　　　　　　　　D. <130/80mmHg
    E. <125/75mmHg

12. 氨基糖苷类抗生素肾毒性大小的次序为（　　）
    A. 阿米卡星>新霉素>妥布霉素>链霉素
    B. 庆大霉素>新霉素>妥布霉素>链霉素
    C. 新霉素>阿米卡星>链霉素>妥布霉素
    D. 新霉素>阿米卡星>妥布霉素>链霉素
    E. 新霉素>链霉素>妥布霉素>庆大霉素

13. 在病理情况下，粪隐血可见于（　　）
    A. 胰腺炎　　　　　　　　　　　B. 脂肪或酪蛋白食物消化不良
    C. 消化道溃疡　　　　　　　　　D. 骨折
    E. 痛风

14. 消化性溃疡抗Hp的三联疗法正确的是（　　）
    A. 胶体次碳酸铋+哌仑西平+替硝唑
    B. 兰索拉唑+阿莫西林+甲硝唑
    C. 奥美拉唑+克拉霉素+阿奇霉素
    D. 胶体次碳酸铋+硫糖铝+甲硝唑
    E. 奥美拉唑+阿莫西林+雷尼替丁

15. 小张在山中游玩时被一条毒蛇咬伤，处置蛇类咬伤的重要措施是防止毒液扩散和吸收，那么小张最先实施的应激措施应该是（　　）
    A. 用器械取出残留的毒牙
    B. 抽吸伤口内的毒液

C. 用绳索、布带将伤口的近心端的5cm处捆住

D. 在伤口上作多个"十"字小切口

E. 用水或1:5000高锰酸钾溶液反复冲洗伤口及周围皮肤

16. 下列关于血脂异常临床分型的叙述,不正确的是（　　）

    A. 高三酰甘油血症主要为TG升高,而TC正常或轻度增加

    B. 高胆固醇血症TC增高,TG正常

    C. 混合型高脂血症TC和TG均增高

    D. 低高密度脂蛋白血症TC水平明显增高,TG正常或偏高

    E. 低高密度脂蛋白血症HDL-C降低

17. 患者,男,54岁,患有高血压、糖尿病和牙周炎,服用氢氯噻嗪、氨氯地平、二甲双胍、阿卡波糖和甲硝唑。该患者近日中暑后服用藿香正气水（含有乙醇）出现面部潮红、头痛、眩晕等症状。引起该症状的药物配伍是（　　）

    A. 氢氯噻嗪和藿香正气水　　　B. 氨氯地平和藿香正气水

    C. 二甲双胍和藿香正气水　　　D. 阿卡波糖和藿香正气水

    E. 甲硝唑和藿香正气水

18. 执业药师进行规范化药学服务的具体体现是（　　）

    A. 信息沟通能力　　　　　　　B. 高尚的职业道德

    C. 具备药学及中药学基本知识　D. 具备药事管理及法规知识

    E. 药历的书写

19. 下列选项中,（　　）是药师所有工作中最重要的内容,并且是联系和沟通医、药、患的最重要的纽带。

    A. 参与临床药物治疗　　　　　B. 治疗药物监测

    C. 处方调配　　　　　　　　　D. 药物利用研究和评价

    E. 药学信息服务

20. 糖尿病微血管病变可表现在多个方面,下列属于糖尿病微血管病变表现的是（　　）

    A. 肾动脉狭窄　　　　　　　　B. 出血性脑血管病

    C. 糖尿病足病　　　　　　　　D. 糖尿病视网膜病变

    E. 肢体动脉硬化

21. 中毒的一般救治措施不包括（　　）

    A. 清除未吸收的毒物　　　　　B. 加速毒物排泄,减少吸收

    C. 对昏迷状态的患者催吐　　　D. 药物拮抗解毒

    E. 支持与对症治疗

22. 患者到药店购买鱼肝油,药师应给予（　　）

    A. 鱼油　　　　　　　　　　　B. 维生素A

    C. 维生素D　　　　　　　　　D. 维生素AD

    E. 维生素E

23. 以下选项中,属于长效类巴比妥类镇静催眠药的是（　　）

    A. 戊巴比妥　　　　　　　　　B. 异戊巴比妥

C. 异丁巴比妥 D. 苯巴比妥
E. 司可巴比妥

24. 下述"抗结核病药合理应用"中，不正确的是（   ）
    A. 最大限度地防止耐药菌株产生 B. 至少同时使用3种药物
    C. 顿服、提高血药峰浓度 D. 采用WHO推荐的4个月短程疗法
    E. 遵循"早期、联合、适量、规律和全程"的原则

25. 下列选项中，关于循证医学基本知识的叙述，错误的是（   ）
    A. 循证医学与传统医学是相同的
    B. 循证医学强调任何医疗决策应建立在最佳科学研究证据基础上
    C. 循证医学的核心是在医疗决策中将临床证据、个人经验与患者的实际状况和意愿三者相结合
    D. 循证医学的临床证据主要来自大样本的随机对照临床试验（RCT）和系统性评价或荟萃分析
    E. 循证医学推荐强度分为 A～D 四级

26. 下列不易受光线影响，无须遮光保存的药物是（   ）
    A. 肾上腺素 B. 维生素 K_1
    C. 碳酸钙 D. 维生素 B_{12}
    E. 甲钴胺

27. 结果一致的Ⅱ、Ⅲ级临床研究结论或Ⅰ级临床研究的推论属于（   ）分级。
    A. A 级 B. B 级
    C. C 级 D. D 级
    E. E 级

28. 下列哪项提示乙肝病毒感染，病毒复制并具有较强烈传染性（   ）
    A. 乙型肝炎病毒表面抗原（HBsAg）
    B. 乙型肝炎病毒表面抗体（HBsAb）
    C. 乙型肝炎病毒核心抗体（HBcAb）
    D. 乙型肝炎病毒 e 抗原（HBeAg）
    E. 乙型肝炎病毒 e 抗体（HBeAb）

29. 解救药物中毒时，洗胃液最多不超过（   ）
    A. 200mL B. 500mL
    C. 1500mL D. 1000mL
    E. 750mL

30. 甲状腺功能亢进症以中青年女性最多见，其发病的主要内因是（   ）
    A. 妊娠期 B. 哺乳期
    C. 强烈精神刺激 D. 严重感染
    E. 体内雌激素水平较高

31. 主要降低三酰甘油酯（TG）兼降总胆固醇（TC）的药物是（   ）
    A. 洛伐他汀 B. 氯贝丁酯

C. 考来烯胺 D. 血脂康
E. 普罗布考

32. 处方的法律性质主要是指（   ）
    A. 因开具处方或调配处方所造成的医疗差错或事故，医师和药师分别负有相应的法律责任
    B. 医师具有诊断权和开具处方权和调配处方权
    C. 药师具有审核、调配处方权和开具处方权
    D. 因处方所造成的医疗差错或事故，医师负有法律责任
    E. 因处方差错所造成的医疗差错或事故，药师负有法律责任

33. 直接吞服可能导致患者窒息的剂型是（   ）
    A. 分散片 B. 滴丸剂
    C. 肠溶片 D. 舌下片
    E. 泡腾片

34. 皮肤接触腐蚀性毒物，需清除皮肤上的毒物并用适当的中和液或解毒液冲洗，冲洗时间要求达到（   ）
    A. 5分钟 B. 10～15分钟
    C. 15～20分钟 D. 15～30分钟
    E. 30～40分钟

35. 临床应用双膦酸盐实践中有多种不良反应，下列属于罕见不良反应的为哪一项（   ）
    A. 白血病 B. 急性肾衰
    C. 脱发 D. 肌肉骨骼疼痛、头痛
    E. 胃肠道反应

36. 对于有睡眠障碍的抑郁症患者，适宜选用的抗抑郁药是（   ）
    A. 地西泮 B. 雷美尔通
    C. 米氮平 D. 佐匹克隆
    E. 唑吡坦

37. 针对儿童用药的一般原则，下列叙述不正确的是（   ）
    A. 要根据儿童特点选择适宜的给药方案
    B. 明确诊断，严格掌握适应证
    C. 要按规定用量服药
    D. 根据儿童的不同阶段严格掌握用药剂量
    E. 密切监护儿童用药，防止产生不良反应

38. 关于抗抑郁症药物的合理使用，下列说法不正确的是（   ）
    A. 从小剂量开始 B. 显效慢立即换药
    C. 尽可能单一用药 D. 个体化用药
    E. 在足量、足疗程治疗无效时，考虑合用两种作用机制不同的药物

39. 容易通过被动扩散透过胎盘屏障的药物特点是（   ）
    A. 分子量大、弱碱性

B. 脂溶性高、分子量小
C. 弱酸性蛋白结合率低、半衰期长
D. 蛋白结合率高、具有手性、分布容积大
E. 蛋白结合率高、分子量大

40. 敌枯双中毒的特效解毒剂是（　　）
   A. 乙酰胺　　　　　　　　B. 碘解磷定
   C. 氯解磷定　　　　　　　D. 烟酰胺
   E. 氢溴酸东莨菪碱

二、B 型题（配伍选择题。共 60 题，每题 1 分。备选答案在前，试题在后。每组若干题。每组题均对应同一组备选答案。每题只有一个正确答案。每个备选答案可重复选用，也可不选用）

   A. 依那普利　　　　　　　B. 氢氯噻嗪
   C. 美托洛尔　　　　　　　D. 氨氯地平
   E. 哌唑嗪

41. 高血压伴低钾血症患者慎用的药物是（　　）
42. 高血压伴高钾血症患者慎用的药物是（　　）

   A. 心力衰竭患者　　　　　B. 痛风患者
   C. 胃溃疡患者　　　　　　D. 双侧肾动脉狭窄患者
   E. 哮喘患者

43. 高血压治疗药物选择时，ACEI 类药物禁用于（　　）
44. 高血压治疗药物选择时，噻嗪类利尿剂慎用于（　　）

   A. 0.50～0.70　　　　　　B. 0.03～0.08
   C. 0.20～0.40　　　　　　D. 0.00～0.01
   E. 0.01～0.05

45. 正常成人中性分叶核粒细胞的正常参考区间为（　　）
46. 正常成人嗜酸性粒细胞的正常参考区间为（　　）
47. 正常成人嗜碱性粒细胞的正常参考区间为（　　）
48. 正常成人单核细胞的正常参考区间为（　　）

   A. 黄褐色便　　　　　　　B. 柏油样便
   C. 白陶土色便　　　　　　D. 乳凝块便
   E. 米泔样便

49. 霍乱可见（　　）
50. 乳儿消化不良可见（　　）
51. 上消化道出血可见（　　）

A. 酶诱导作用 B. 与血浆蛋白结合
C. 作用于同一受体的拮抗作用 D. 排泄
E. 作用于不同作用点的协同作用

52. 美托洛尔和肾上腺素的相互作用属于（　　）
53. 硝苯地平和美托洛尔的相互作用属于（　　）
54. 巴比妥类使口服避孕药效果降低属于（　　）
55. 卡马西平使环孢菌素疗效降低属于（　　）

A. 双解磷 B. 亚硝酸钠
C. 盐酸烯丙吗啡 D. 谷胱甘肽
E. 乙酰胺

56. 主要用于丙烯腈、氟化物、一氧化碳等中毒的解毒剂是（　　）
57. 以所附的维生素C注射液做溶剂溶解后注射的是（　　）
58. 主要用于吗啡、哌替啶急性中毒解救的是（　　）
59. 用于有机氟杀虫农药中毒的解救药物是（　　）

A. 对乙酰氨基酚 B. 氯苯那敏
C. 伪麻黄碱 D. 布洛芬
E. 氨溴索

60. 从事驾车、高空作业的患者不宜服用的药物是（　　）
61. 服药期间饮酒，最容易出现肝损伤的药物是（　　）

A. 冰硼咽喉散 B. 甲硝唑口腔粘贴片
C. 地塞米松粘贴片 D. 西地碘含片
E. 达克罗宁液

62. 治疗口腔溃疡时，贴敷于溃疡处，每处1片，一日不得超过3片的药物是（　　）
63. 治疗口腔溃疡时，涂于溃疡面上，连续两次，用于进食前暂时止痛的药物是（　　）
64. 治疗口腔溃疡时，取少量吹敷于患处，一日用2~3次的药物是（　　）

A. 药物不良反应 B. 药物信息
C. 药物信息中心 D. 药疗保健
E. 循证药物信息

65. DI是（　　）的英文缩写。
66. PC是（　　）的英文缩写。
67. EBDI是（　　）的英文缩写。
68. DIC是（　　）的英文缩写。
69. ADR是（　　）的英文缩写。

A. 中性粒细胞增多　　　　　　　B. 成熟淋巴细胞增多
C. 嗜酸性粒细胞增多　　　　　　D. 单核细胞增多
E. 嗜碱性粒细胞增多

70. 传染性淋巴细胞增多症可见（　　）
71. 急性大出血后1~2小时可见（　　）
72. 嗜酸粒细胞白血病可见（　　）
73. 淋巴网细胞瘤可见（　　）

A. prn　　　　　　　　　　　　B. Ac.
C. Aq.　　　　　　　　　　　　D. iv.
E. hs.

74. "餐前（服）"在处方和药品说明书中常见的外文缩写是（　　）
75. "静脉注射"在处方和药品说明书中常见的外文缩写是（　　）
76. "必要时"在处方和药品说明书中常见的外文缩写是（　　）
77. "临睡时"在处方和药品说明书中常见的外文缩写是（　　）

美国食品药品监督管理局（FDA）根据药品对胎儿的危害，将妊娠用药分为A、B、C、D、X五个级别。

A. A级　　　　　　　　　　　　B. B级
C. C级　　　　　　　　　　　　D. D级
E. X级

78. 卡托普利属于(　　)
79. 利巴韦林属于(　　)
80. 头孢曲松属于(　　)

A. 色甘酸钠　　　　　　　　　　B. 甲苯咪唑
C. 多潘立酮　　　　　　　　　　D. 氢溴酸山莨菪碱
E. 特比萘芬

81. 用于蛔虫病、蛲虫病的药物是（　　）
82. 用于餐后上腹胀，烧心的药物是（　　）
83. 用于皮肤真菌感染的药物是（　　）
84. 用于子宫平滑肌痉挛性疼痛的药物是（　　）

A. 利尿剂（袢利尿药）　　　　　B. 非二氢吡啶类钙通道阻滞剂
C. ACEI　　　　　　　　　　　　D. 利尿剂（噻嗪类）
E. β-受体阻断剂

85. 双侧肾动脉狭窄患者禁用的抗高血压药物为（　　）
86. 慢性阻塞性肺病患者慎用（　　）

87. 伴痛风者禁用（   ）
88. 2~3度房室传导阻滞、充血性心力衰竭禁用（   ）

  A. 卡马西平   B. 阿托品
  C. 毒扁豆碱   D. 乙酰胺
  E. 甲脒类

89. 对抗胆碱阻断的解毒剂是（   ）
90. 对氟乙酰胺中毒进行解毒的药物是（   ）
91. 中毒时宜用毛果芸香碱解毒，不能用毒扁豆碱解毒的药物是（   ）
92. 无特殊的解救药，应用利尿剂促进排泄的药物是（   ）

  A. 灰婴综合征   B. 新生儿溶血
  C. 高胆红素血症   D. 海豹畸胎
  E. 四环素牙

93. 沙立度胺可引起（   ）
94. 磺胺嘧啶可引起（   ）
95. 氯霉素可引起（   ）
96. 新生霉素可引起（   ）

  A. 苯妥英钠   B. 普鲁卡因酰胺
  C. 毒毛花苷 K   D. 去甲肾上腺素
  E. 间羟胺

97. 三环类抗抑郁药中毒发生低血压时，可用（   ）
98. 三环类抗抑郁药中毒发生心律失常时，可用（   ）
99. 三环类抗抑郁药中毒出现心力衰竭时，可用（   ）
100. 三环类抗抑郁药中毒癫痫发作时，可用（   ）

三、C 型题（综合分析选择题。3 道大题共 10 小题，每小题 1 分。每题的备选答案中只有一个最佳答案）

  患者，男，52 岁，身高 168cm，体重 85kg，痛风病史 6 年。近日因多饮、多尿就诊。实验室检查：空腹血糖 7.8mmol/L（正常值：3.9~6.1mmol），餐后血糖 148mmo/L（正常值：<7.8mmol），血尿酸 580μmol（正常值：男性 180~440μmol/L），血 LDLC 3.7mmo/L（正常值：2.1~3.1mmo/L），肌酐清除率 100mL/min。颈动脉彩超提示：动脉粥样硬化，有混合型脂质斑块。临床诊断 2 型糖尿病、痛风、高脂血症、动脉粥样硬化症。

 101. 对该患者的治疗方案不推荐的是（   ）
   A. 低嘌呤饮食   B. 应用阿司匹林
   C. 适量运动   D. 控制体重

E. 应用他汀类药物

102. 该患者首选的降糖药是（　　）
    A. 格列齐特　　　　　　　B. 阿卡波糖
    C. 甘精胰岛素　　　　　　D. 那格列奈
    E. 二甲双胍

103. 该患者采用首选降糖药物后，经检测餐前血糖已达标、餐后血糖仍未控制反弹，应考虑联合用的降糖药是（　　）
    A. 二甲双胍　　　　　　　B. 格列齐特
    C. 阿卡波糖　　　　　　　D. 甘精胰岛素
    E. 那格列奈

104. 该患者联合用药后，常见的不良反应是（　　）
    A. 心律失常　　　　　　　B. 低血糖
    C. ALT 升高　　　　　　　D. 腹胀
    E. 水钠潴留

处方用药须与临床诊断密切相符，医师开具的处方在病情与诊断栏中明确记录对患者的诊断。药师应审查处方用药与临床诊断的相符性，以加强合理用药的监控。

105. "阿托伐他汀钙用于一位 45 岁女性缺钙患者"的处方，应评判为（　　）
    A. 无适应证用药　　　　　B. 有禁忌证用药
    C. 无正当理由超适应证用药　　D. 无正当理由过度治疗用药
    E. 联合用药不适宜且无明确指证

106. 大观霉素肌内注射用于非淋球菌泌尿道感染，此处方中应评判为（　　）
    A. 过度治疗用药　　　　　B. 非适应证用药
    C. 有禁忌证用药　　　　　D. 无正当理由超适应证用药
    E. 联合用药不适宜

107. 下列处方用药中，应该评判为"禁忌证用药"的是（　　）
    A. 肠球菌感染应用克林霉素
    B. 二甲双胍用于非糖尿病患者的减肥
    C. 1 类手术切口应用第三代头孢菌素
    D. 抗胆碱药和抗过敏药用于伴有青光眼、良性前列腺增生症患者，导致尿失禁
    E. 小檗碱片、八面体蒙脱石散用于细菌感染性腹泻

108. 以下评判为"过度治疗用药"的处方用药中，正确的是（　　）
    A. 滥用糖皮质激素、人血白蛋白
    B. 忽略药品说明书的提示用药
    C. 病因未明而应用两种以上的药物
    D. 美扑伪麻片用于伴有青光眼的感冒患者
    E. 抗过敏药用于伴有良性前列腺增生症患者

患者，女性，34 岁，2 天前无明显诱因出现尿频、尿急、尿痛，伴腰痛入院。查体：体

温38℃，肾区叩击痛，血分析可见：WBC 15×10^9/L，中性粒细胞百分比85%，尿分析见尿液浑浊，尿蛋白阳性，镜检白细胞满视野。

109. 该患者最可能诊断为（   ）
    A. 急性肾盂肾炎 B. 慢性肾盂肾炎
    C. 急性肾小球肾炎 D. 急性膀胱炎
    E. 肾病综合征

110. 下列选项中，关于该患者的治疗，叙述不正确的是（   ）
    A. 首选针对革兰阳性菌的药物
    B. 抗菌药物在尿和肾内的浓度要高
    C. 选用肾毒性小、副作用少的抗菌药物
    D. 对不同类型的尿路感染给予不同治疗疗程
    E. 出现耐药菌株时应联合用药

四、X型题（多项选择题。共10题，每题1分。每题的备选答案中有2个或2个以上正确答案，少选或多选均不得分）

111. 药物警戒的重要作用体现在哪些方面（   ）
    A. 药品上市前风险评估 B. 药品上市后风险评估
    C. 发现药品使用环节的问题 D. 发现药品生产环节的问题
    E. 发现和规避假、劣药流入市场

112. 制定药物治疗方案应考虑的方面包括（   ）
    A. 为药物治疗创造条件：改善环境、改善生活方式
    B. 选择合适的用药时机，强调早治疗
    C. 选择合适的剂型和给药方案
    D. 确定合适的疗程
    E. 药物与非药物疗法的结合

113. 下列选项中，关于流感的分型正确的有（   ）
    A. 单纯型 B. 肺炎型
    C. 胃肠型 D. 神经型
    E. 复杂型

114. 青霉素与（   ）混合可发生透明度不改变而效价降低的潜在性变化。
    A. 碳酸氢钠 B. 普鲁卡因胺
    C. 氢化可的松 D. 酚妥拉明
    E. 甲泼尼龙琥珀酸钠

115. 用药后不能马上饮水的情形有（   ）
    A. 高血压患者服用硝苯地平控释片
    B. 发热患者使用阿司匹林泡腾片
    C. 中暑患者服用藿香正气软胶囊
    D. 口腔炎患者使用复方氯己定含漱液
    E. 心绞痛发作患者舌下含服硝酸甘油片

116. 互联网信息的特点包括（   ）
    A. 权威性   B. 补充性
    C. 归因性   D. 新颖性
    E. 固定性

117. 药源性疾病的治疗原则包括（   ）
    A. 停用致病药物   B. 排除致病药物
    C. 使用拮抗剂   D. 调整治疗方案
    E. 对症治疗

118. 不宜选用氯化钠注射液溶解的药品有（   ）
    A. 普拉睾酮   B. 青霉素
    C. 两性霉素 B   D. 头孢菌素
    E. 红霉素

119. 下列药品类别中，适宜在餐前服用的有（   ）
    A. 助消化药   B. 胃黏膜保护药
    C. 促胃动力药   D. 非甾体抗炎药
    E. 广谱抗线虫药

120. 混合型血脂异常，以高 TC 为主时选取的药物正确的是（   ）
    A. 次选海鱼油制剂   B. 次选烟酸
    C. 首选他汀类   D. 可选贝丁酸类
    E. 可选胆酸螯合剂

模拟试卷（一）参考答案及解析

一、A 型题

1. 【试题答案】 A

【试题解析】 本题考查要点是"氯苯那敏别名"。氯苯那敏别名为扑尔敏。因此，本题正确答案为 A。

2. 【试题答案】 A

【试题解析】 本题考查要点是"心房颤动的种类"。心房颤动，简称房颤，是一种常见的心律失常，是指规则有序的心房电活动丧失，代之以快速无序的颤动波。房颤分类有：①首诊房颤：首次确诊（首次发作或首次发现）；②阵发性房颤：持续时间≤7 天，能自行终止；③持续性房颤：持续时间＞7 天，非自限性；④长期持续性房颤：持续时间≥1 年，患者有转复愿望；⑤永久性房颤：持续时间＞1 年，不能终止或终止后又复发，患者无转复愿望。因此，本题的正确答案为 A。

3. 【试题答案】 D

【试题解析】 本题考查要点是"哺乳期妇女用药"。脂溶性高的药物易分布到乳汁中，但母乳中分布的药量不会超过母体摄取量的 1%～2%。如地西泮脂溶性较强，可分布到乳汁中，哺乳期妇女应避免使用。因此，本题的正确答案为D。

4.【试题答案】   E

【试题解析】本题考查要点是"γ-谷氨酰转移酶的临床意义"。γ-谷氨酰转移酶（GGT），旧称γ-谷氨酰转肽酶（γ-GT），是将谷胱甘肽上γ-谷氨酰基转移至另一个肽或氨基酸上的酶。GGT 主要存在于血清及除肌肉外的所有组织中，如在肾、胰、肝、大肠、心肌组织中，其中以肾脏最高。GGT 升高见于：①肝内或肝后胆管梗阻者血清 GGT 上升最高，可达正常水平的 5~30 倍，GGT 对阻塞性黄疸性胆管炎、胆囊炎的敏感性高于碱性磷酸酶，原发性或继发性肝炎患者的 GGT 水平也高，且较其他肝脏酶类上升显著；急性肝炎、脂肪肝、药物中毒者的 GGT 中度升高，一般为正常参考值的 2~5 倍；酒精性肝硬化、大多数嗜酒者 GGT 值可升高。慢性肝炎、肝硬化 GGT 持续升高，提示病情不稳定或有恶化趋势；而逐渐下降，则提示肝内病变向非活动区域移行。原发性肝癌时，血清 GGT 活性显著升高，特别在诊断恶性肿瘤者有无肝转移和肝癌术后有无复发时，阳性率可达 90%。②胰腺疾病：急、慢性胰腺炎，胰腺肿瘤者可达参考上限的 5~15 倍。囊纤维化（胰纤维性囊肿瘤）伴有肝并发症时 GGT 值可升高。③其他疾病：脂肪肝、心肌梗死、前列腺肿瘤。④用药：抗惊厥药苯妥英钠、镇静药苯巴比妥或乙醇常致 GGT 升高。选项 E 的"进行性肌肉营养不良"不包括在内。因此，本题的正确答案为 E。

5.【试题答案】   E

【试题解析】本题考查要点是"用药教育与咨询"。万古霉素不宜肌内注射或直接静脉注射，滴注速度过快可致由组胺引起的非免疫性与剂量相关反应（出现红人综合征），突击性大量注射，可致严重低血压。因此，本题的正确答案为 E。

6.【试题答案】   E

【试题解析】本题考查要点是"血清白蛋白和球蛋白的比值"。血清总蛋白为白蛋白和球蛋白之和，白蛋白由肝脏细胞合成。球蛋白又分为 α_1 球蛋白、α_2 球蛋白、β 球蛋白和 γ 球蛋白。血清蛋白具有维持正常的血浆胶体渗透压、运输、机体免疫、凝血和抗凝血及营养等生理功能。当肝脏受损时，血清蛋白减少，在炎症性肝细胞破坏和抗原性改变时，可刺激免疫系统致 γ-球蛋白比例增高，此刻总蛋白量变化不大，但白蛋白和球蛋白比值（A/G）会变小，甚至发生倒置。为了反映肝脏功能的实际情况，在做血清总蛋白测定的同时，尚需要测定 A/G 比值。正常人血清白蛋白和球蛋白的比值（A/G）是 1.5:1~2.5:1。因此，本题的正确答案为 E。

7.【试题答案】   E

【试题解析】本题考查要点是"尿液的酸碱度"。正常的尿液呈中性或弱酸性，尿液 pH 值改变可受疾病、用药和饮食的影响。尿液酸碱度反映了肾脏维持血浆和细胞外液正常氢离子浓度的能力，人体代谢活动所产生的非挥发性酸，如硫酸、磷酸、盐酸及少量丙酮酸、乳酸、枸橼酸和酮体等，主要以钠盐形式由肾小管排出；而碳酸氢盐则重吸收。肾小管分泌氢离子与肾小球滤过的钠离子交换，因此，肾小球滤过率及肾血流量可影响尿酸碱度。参考范围：晨尿 pH 值 5.5~6.5，随机尿 pH 值 4.5~8.0。因此，本题的正确答案为 E。

8.【试题答案】   C

【试题解析】本题考查要点是"老年人患病的特点"。老年人患病的特点包括：①起病隐匿。老年人症状和体征往往表现不典型，对各种致病因素的抵抗力及对环境的适应能力均减弱，而易发病。同时由于老年人反应性低下，对冷热、疼痛反应性差，体温调节能力也低，故自觉症状常较轻微，临床表现往往不典型。②多种疾病同时存在。老年人往往是多种慢性病共存，半数以上的老年人患有3种及以上的慢性疾病。同时合并2种及以上慢性疾病和老年综合征称为共病，共病是老年患者的特点且常见，疾病之间相互影响，使诊断和治疗更加复杂。③病情进展快。老年人各种器官功能减退，机体适应能力下降，故一旦发病，病情常迅速恶化。根据第①点可知，选项C"起病急骤，症状明显"的叙述是错误的。因此，本题的正确答案为C。

9. 【试题答案】 C

【试题解析】本题考查要点是"需要在冷处贮存的常用药品"。需要在冷处贮存的常用药品有：①胰岛素制剂：胰岛素、胰岛素笔芯、低精蛋白胰岛素、珠蛋白锌胰岛素、精蛋白锌胰岛素（含锌胰岛素）、重组人胰岛素、中性胰岛素注射剂。②人血液制品：胎盘球蛋白、人血丙种球蛋白、乙型肝炎免疫球蛋白、破伤风免疫球蛋白、人纤维蛋白原注射剂。③抗毒素、抗血清：精制破伤风抗毒素、精制白喉抗毒素、精制肉毒抗毒素、精制气性坏疽抗毒素、精制抗炭疽血清、精制抗蛇毒血清、精制抗狂犬病血清、旧结核菌素注射剂。④生物制品：促肝细胞生长素、促红细胞生成素、重组人干扰素α-2b制剂、重组人血管内皮抑制素注射液。⑤维生素：降钙素（密盖息）鼻喷雾剂。⑥子宫收缩及引产药：缩宫素、麦角新碱、地诺前列酮、垂体后叶素注射剂。⑦抗凝药：尿激酶、凝血酶、链激酶、巴曲酶、降纤酶注射剂。⑧止血药：奥曲肽注射液、生长抑素（国产）。⑨微生态制剂：双歧三联活菌胶囊等。⑩抗心绞痛药：亚硝酸异戊酯吸入剂。因此，本题的正确答案为C。

10. 【试题答案】 A

【试题解析】本题考查要点是"老年人药动学方面的改变"。①吸收。老年人胃液pH改变，胃排空速度和胃肠运动变化，消化道血流量减少，吸收组织面积缩小，都会使药物吸收随着年龄增长而减少。所以，选项A的叙述是错误的。②分布。老年人机体组成、血浆蛋白含量的变化会影响药物在体内的分布。老年人体内脂肪组织随年龄增长而增加，总体液及非脂肪组织则逐渐减少。所以，选项B的叙述是正确的。③代谢。肝脏是药物代谢的主要器官。老年人肝血流量减少，肝功能性肝细胞数量减少，肝微粒体酶系的活性降低，导致了老年人肝脏代谢药物能力下降，药物血浆半衰期延长。肝细胞合成白蛋白的能力降低，血浆白蛋白与药物结合能力也降低，游离型药物浓度增高，药物效力增强。所以，选项C、D的叙述是正确的。④排泄。肾脏是药物的主要排泄器官，肾功能随年龄增长而减退，表现为老年人肾小球滤过率降低，肾血流量明显减少，肾小管功能减退。除了生理因素对肾功能的影响外，老年人常见的慢性疾病也会对肾脏造成损伤，如高血压、充血性心力衰竭、糖尿病肾病等。因此，一些主要经肾脏排泄的药物或活性代谢产物易在体内蓄积导致不良反应，如地高辛、别嘌醇、万古霉素、氨基糖苷类等，在使用这些药物时，应根据肌酐清除率调整给药剂量。所以，选项E的叙述是正确的。因此，本题的正确答案为A。

11. 【试题答案】 A

【试题解析】本题考查要点是"高血压治疗目标"。目前一般主张血压控制目标值应<140/90mmHg。对于合并糖尿病、慢性肾脏病、心力衰竭或病情稳定的冠心病的高血压患

者,尽管近期一些指导建议血压控制目标值<130/80mmHg,但缺乏临床获益证据,所以仍建议这些人群的血压控制目标为140/90mmHg。对于老年高血压患者,建议控制在<150/90mmHg;老年收缩期高血压患者,收缩压控制于150mmHg以下,如果能够耐受可降至140mmHg以下。因此,本题的正确答案为A。

12. 【试题答案】 D

【试题解析】本题考查要点是"氨基糖苷类抗生素肾毒性大小的次序"。肾毒性主要损害近曲小管,可出现蛋白尿、管型尿,继而出现红细胞尿;尿量减少或增多,进而发生氮质血症、肾功能减退、排钾增多等。肾毒性的大小次序为:新霉素>阿米卡星>庆大霉素>妥布霉素>奈替米星>链霉素。因此,本题的正确答案为D。

13. 【试题答案】 C

【试题解析】本题考查要点是"粪隐血的临床意义"。在病理情况下,粪隐血可见于:①消化道溃疡。胃、十二指肠溃疡患者的隐血阳性率可达55%~77%,可呈间歇性阳性,虽出血量大但非持续性。②消化道肿瘤。胃癌、结肠癌患者的隐血阳性率可达87%~95%,出血量小但呈持续性。③其他疾病。肠结构、克罗恩病、溃疡性结肠炎;全身性疾病如紫癜、急性白血病、伤寒、回归热、钩虫病等。因此,本题的正确答案为C。

14. 【试题答案】 B

【试题解析】本题考查要点是"消化性溃疡抗Hp的三联疗法"。根除Hp的治疗方案大体上可分为质子泵抑制剂为基础和胶体铋剂为基础的方案两大类。一种质子泵或一种胶体铋剂加上克拉霉素、阿莫西林、甲硝唑3种抗菌药物中的2种,组成三联疗法。因此,本题的正确答案为B。

15. 【试题答案】 C

【试题解析】本题考查要点是"处置蛇类咬伤最先实施的应激措施"。蛇毒含有毒性蛋白质、多肽和酶类,是剧毒物,只需极小量即可致人死命。按其对人体的作用可将蛇毒分为神经毒、血循毒和混合毒。毒蛇咬伤的表现有出血、疼痛、红肿,并向躯体近心端蔓延。因此处置蛇类咬伤最先实施的措施应是用绳索、手帕、植物藤、布带将伤口近心端5cm处捆住,防止毒素继续在体内扩散。因此,本题的正确答案为C。

16. 【试题答案】 D

【试题解析】本题考查要点是"血脂异常的简易临床分型"。《中国成人血脂异常防治指南(2007年版)》从实用角度出发,将血脂异常进行简易的临床分型,见下表。

血脂异常的临床分型

分型	TC	TG	HDL-C
高胆固醇血症	增高		
高三酰甘油血症		增高	
混合型高脂血症	增高	增高	
低高密度脂蛋白血症			降低

由上表可以看出，选项D的叙述是不正确的。因此，本题的正确答案为D。

17.【试题答案】 E

【试题解析】本题考查要点是"服用药品的特殊提示"。酒精及含酒精制剂如左卡尼汀口服溶液、氢化可的松注射液、藿香正气水等。乙醇在体内经乙醇脱氢酶的作用代谢为乙醛，有些药可抑制酶的活性，干扰乙醇的代谢，使血中的乙醛浓度增高，出现"双硫仑样反应"，表现有面部潮红、头痛、眩晕、腹痛、胃痛、恶心、呕吐、气促、嗜睡、血压降低、幻觉等症状，所以在使用抗滴虫药甲硝唑、替硝唑，抗生素头孢曲松、头孢哌酮，抗精神病药氯丙嗪等期间应避免饮酒。故二者不可联合使用。因此，本题的正确答案为E。

18.【试题答案】 E

【试题解析】本题考查要点是"药历的作用"。药历是药师进行规范化药学服务的具体体现，是药师以药物治疗为中心，发现、分析和解决药物相关问题的技术档案，也是开展个体化药物治疗的重要依据。因此，本题的正确答案为E。

19.【试题答案】 C

【试题解析】本题考查要点是"药学服务的具体内容"。调剂岗位中的处方调配是药师直接面对患者的工作，提供正确的处方审核、调配、复核和发药并提供用药指导是药物治疗最基础的保证，也是药师所有工作中最重要的内容，是联系和沟通医、药、患的最重要的纽带。因此，本题的正确答案为C。

20.【试题答案】 D

【试题解析】本题考查要点是"糖尿病微血管病变"。糖尿病微血管病变主要表现在视网膜、肾、神经和心肌组织，以糖尿病肾病和糖尿病视网膜病变最重要。①糖尿病肾病：多在起病10~20年内发生，最终表现有蛋白尿、浮肿、高血压、肾功能减退等。②糖尿病视网膜病变：糖尿病病程超过10年，大部分患者有程度不等的视网膜病变，是导致失明的主要原因之一。因此，本题的正确答案为D

21.【试题答案】 C

【试题解析】本题考查要点是"中毒的一般救治措施"。中毒的一般救治措施有：①清除未吸收的毒物；②加速毒物排泄，减少吸收；③药物拮抗解毒；④支持与对症治疗。不包括选项C的"对昏迷状态的患者催吐"。催吐禁用于昏迷及休克状态的患者。因此，本题的正确答案为C。

22.【试题答案】 D

【试题解析】鱼肝油是维生素AD的复方制剂。因此，本题的正确答案为D。

23.【试题答案】 D

【试题解析】本题考查要点是"巴比妥类镇静催眠药的种类"。巴比妥类镇静催眠药主要有长效类如巴比妥、苯巴比妥，中效类如戊巴比妥、异戊巴比妥、异丁巴比妥，短效类如司可巴比妥、硫喷妥钠。所以，选项D符合题意。选项A、B、C均属于中效类巴比妥类镇静催眠药,选项 E 属于短效类巴比妥类镇静催眠药。因此,本题的正确答案为 D。

24.【试题答案】 D

【试题解析】本题考查要点是"抗结核病药合理应用"。最大限度地防止耐药菌株产生,至少同时使用 3 种药物,顿服,提高血药峰浓度,遵循"早期、联合、适量、规律和全程"的原则,都是正确的。而世界卫生组织(WHO)推荐短程疗法,初始 2 个月为强化期,应用异烟肼、利福平、乙胺丁醇和吡嗪酰胺等 4 种强力杀菌性药物,后 4 个月巩固阶段用利福平和异烟肼,故 D 是错误的。因此,本题的正确答案为 D。

25.【试题答案】 A

【试题解析】本题考查要点是"循证医学的基本知识息"。循证医学(EBM)不同于传统医学。传统医学以经验医学为主,即根据非实验性的临床经验、临床资料和对疾病基础知识的理解来诊治患者。循证医学评价是针对某一具体问题,按照规定的方法对现有的相关信息证据进行收集归类分析,并形成一个系统的评价结果的过程。其本质就是利用信息技术对证据进行挖掘深加工从而解决一个实际的医(药)学问题,与传统的经验医学相比,EBM 更重视全面、系统、高质量的研究证据,以及证据对临床治疗的支持。所以,选项 A 中"循证医学与传统医学是相同的"这个说法是不正确的。循证医学强调任何医疗决策应建立在最佳科学研究证据基础上。循证医学的核心是在医疗决策中将临床证据、个人经验与患者的实际状况和意愿三者相结合。临床证据主要来自大样本的随机对照临床试验(RCT)和系统性评价或荟萃分析。所以,选项 B、C、D 的叙述均是正确的。循证医学推荐强度分为 A～D 四级:A. 结果一致的 Ⅰ 级临床研究结论;B. 结果一致的 Ⅱ、Ⅲ 级临床研究结论或 Ⅰ 级临床研究的推论;C. Ⅳ 级临床研究的结论或 Ⅱ、Ⅲ 级临床研究的推论;D. Ⅴ 级临床研究的结论或任何级别多个研究有矛盾或不确定的结论。所以,选项 E 的叙述是正确的。因此,本题的正确答案为 A。

26.【试题答案】 C

【试题解析】易受光线影响而变质的药品:生物制品:肝素、核糖核酸注射剂等。维生素、辅酶、氨基酸:维生素 C、维生素 K、维生素 B_1、维生素 B_2、维生素 E、维生素 B_{12} 片剂及注射剂,复方水溶性维生素,辅酶 Q_{10},赖氨酸,谷氨酸钠注射液等。平喘药:氨茶碱及茶碱制剂。糖皮质激素:氢化可的松、醋酸可的松、地塞米松注射液。抗结核药:对氨基水杨酸钠、异烟肼片及注射剂、利福平片。止血药:酚磺乙胺、卡巴克络注射液、卡络磺钠注射剂。抗贫血药:硫酸亚铁片、甲钴胺制剂。抗休克药:多巴胺、肾上腺素注射剂。利尿药:呋塞米、布美他尼片剂及注射剂、氢氯噻嗪片、吲达帕胺片、乙酰唑胺片剂。镇痛药:哌替啶、复方氨基比林片剂及注射剂、布洛芬胶囊。心血管系统用药:硝普钠、硝酸甘油、单硝酸异山梨酯、胺碘酮、噻氯匹定片及胶囊、奥扎格雷注射液。外用消毒防腐药:过氧化氢溶液(双氧水)、乳酸依沙吖啶溶液、呋喃西林溶液、聚维酮碘溶液(碘伏)、碘酊、磺胺嘧啶银乳膏。滴眼剂:普罗碘胺、水杨酸毒扁豆碱、毛果芸香碱、利巴韦林、硫酸阿托品、丁卡因、利福平。因此,本题的正确答案为 C。

27.【试题答案】 B

【试题解析】本题考查要点是"循证医学的证据分级"。2001年英国Cochrane中心联合循证医学和临床流行病学领域最权威的专家,根据研究类型分别制定了详细的分级并沿用至今。

(1)推荐强度分A~D四级:A.结果一致的Ⅰ级临床研究结论;B.结果一致的Ⅱ、Ⅲ级临床研究结论或Ⅰ级临床研究的推论;C.Ⅳ级临床研究的结论或Ⅱ、Ⅲ级临床研究的推论;D.Ⅴ级临床研究的结论或任何级别多个研究有矛盾或不确定的结论。

(2)证据级别分别是:1a.同质RCT的系统评价;1b.单个RCT(可信区间窄);1c.全或无病案系列;2a.同质队列研究的系统评价;2b.单个队列研究(包括低质量RCT,如随访率<80%);2c.结果研究,生态学研究;3a.同质病例对照研究的系统评价;3b.单个病例对照;4.病例系列研究(包括低质量队列和病例对照研究);5.基于经验未经严格论证的专家意见。

因此,本题的正确答案为B。

28.【试题答案】 D

【试题解析】本题考查要点是"乙型肝炎病毒e抗原的临床意义"。乙型肝炎病毒e抗原(HBeAg)是HBV复制的指标之一,位于HBV病毒颗粒的核心部分。阳性见于:①乙型肝炎活动期。在HBV感染的早期,HBeAg阳性表示血液中含有较多的病毒颗粒,提示肝细胞有进行性损害和血清具有高度传染性;若血清中HBeAg持续阳性,则提示乙型肝炎转为慢性,表明患者预后不良;②乙型肝炎加重之前,HBeAg即有升高,有助于预测肝炎病情;③HBsAg和HBeAg均为阳性的妊娠期妇女,可将乙型肝炎病毒传播给新生儿,其感染的阳性率为70%~90%。因此,本题的正确答案为D。

29.【试题答案】 B

【试题解析】本题考查要点是"洗胃的注意事项"。洗胃的注意事项有:①中毒毒物进入体内时间在4~6小时之内应洗胃,超过4~6小时毒物大多吸收,但是如果服毒量很大或者毒物过多,或所服毒物存在胃-血-胃循环,尽管超过6小时,仍有洗胃的指征;②深度昏迷,洗胃时可能引起吸入性肺炎;③中毒引起的惊厥未被控制之前禁止洗胃,操作过程中如发生惊厥或呼吸停止应立即停止洗胃并对症治疗;④每次灌入洗胃液为300~400mL,最多不超过500mL,过多则易将毒物驱入肠中;⑤强腐蚀剂中毒患者禁止洗胃,因可能引起食道及胃穿孔;⑥洗胃时要注意减少注入液体压力,防止胃穿孔;⑦挥发性烃类化合物(如汽油)口服中毒患者不宜洗胃,因胃反流后可引起类脂质性肺炎;⑧应将胃内容物抽出做毒物分析鉴定。根据第④点可知,选项B符合题意。因此,本题的正确答案为B。

30.【试题答案】 E

【试题解析】本题考查要点是"甲状腺功能亢进症发病因素"。女青年体内雌激素水平较高(E),一旦受到强烈刺激(C)或者严重感染(D),雌激素就会使T淋巴细胞失去平衡,不能制约B淋巴细胞;B淋巴细胞在血凝素的激活作用下,就会产生一种促使甲状腺增生的"刺激性抗体"。C、D不属于内因，A、B属于干扰答案，妊娠早期可能诱发或加重甲亢。因此，本题的正确答案为E。

31．【试题答案】　B

【试题解析】本题考查要点是"高脂血症的药物治疗"。主要降低三酰甘油酯（TG）兼降总胆固醇（TC）的药物是贝丁酸类，包括氯贝丁酯、苯托贝特、非诺贝特、吉非贝齐等药物。因此，本题的正确答案为B。

32．【试题答案】　A

【试题解析】本题考查要点是"处方的法律性质"。处方的法律性是指因开具处方或调配处方所造成的医疗差错或事故，医师和药师分别负有相应的法律责任。医师具有诊断权和开具处方权，但无调配处方权；药师具有审核、调配处方权，但无诊断权和开具处方权。因此，本题的正确答案为A。

33．【试题答案】　E

【试题解析】本题的考查要点是"剂型的正确使用"。泡腾片应用时宜注意：①供口服的泡腾片一般宜用100~150mL凉开水或温水浸泡，可迅速崩解和释放药物，应待完全溶解或气泡消失后再饮用；②不应让幼儿自行服用；③严禁直接服用或口含；④药液中有不溶物、沉淀、絮状物时不宜服用。因此，本题的正确答案为E。

34．【试题答案】　D

【试题解析】本题考查要点是"皮肤接触腐蚀性毒物的处理"。皮肤接触腐蚀性毒物者，冲洗时间要求达15~30分钟，并用适当的中和液或解毒液冲洗。因此，本题的正确答案为D。

35．【试题答案】　C

【试题解析】本题考查要点是"双膦酸盐的不良反应"。双膦酸盐的不良反应有：胃肠道反应。高剂量依替膦酸钠发生率达20%~30%；肌肉骨骼疼痛、头痛；快速静注依替膦酸钠和氯屈膦酸钠时，可见急性肾衰，后者还可引起白血病。罕见的反应有帕米膦酸钠造成脱发，替鲁膦酸钠引起中毒性皮肤病。因此，本题的正确答案为C。

36．【试题答案】　C

【试题解析】本题考查要点是"抑郁症的治疗"。NaSSAs是近年开发的具有对NE和5-HT双重作用机制的抗抑郁药，代表性药物为米氮平。其主要药理作用是拮抗中枢突触前α_2肾上腺素能自身受体或异体受体，特异性阻断突触后膜的5-HT$_2$和5-HT$_3$受体。通过阻断α_2肾上腺素能自身受体或异体受体，可以增加NE和5-HT的释放及其神经传递；特异性阻断突触后膜的5-HT$_2$和5-HT$_3$受体，故较少发生与5-HT相关的不良反应，如焦虑、失眠、恶心、呕吐、头痛和性功能障碍。此外，米氮平还能减少快动眼（REM）睡眠，延长REM睡眠潜伏期，改善深睡眠。因此，米氮平适用于各种抑郁症的急性期及维持期治疗，特别是治疗伴有睡眠障碍或焦虑障碍的抑郁症、伴有焦虑激越或焦虑躯体化的抑郁症患者。米氮平起效比SSRIs快，安全，耐受性好,最常见的不良反应是体重增加,偶见直立性低血压。因此,本题的正确答案为C。

37.【试题答案】 C

【试题解析】本题考查要点是"儿童用药的一般原则"。儿童用药的一般原则有:①明确诊断,严格掌握适应证。治疗之前应尽可能明确诊断,选择疗效确切、不良反应较小的药物,特别是对中枢神经系统、肝、肾功能有损害的药物尽可能少用或不用。所以,选项B的叙述是正确的。②根据儿童特点选择适宜的给药方案。根据儿童年龄、疾病及病情严重程度选择适当的给药途径、剂型及用药次数,以保证药效和尽量减少对患儿的不良影响。所以,选项A的叙述是正确的。③根据儿童的不同阶段严格掌握用药剂量。儿童期组织器官逐步成熟,功能逐步完善,用药剂量应根据儿童的年龄、体重等进行调整,特别是新生儿、婴幼儿用药,应严格掌握剂量,剂量太小达不到治疗效果,太大则有可能引起不良反应。所以,选项C的"要按规定用量服药"的说法是不正确的,选项D的叙述是正确的。④密切监护儿童用药,防止产生不良反应。所以,选项E的叙述是正确的。因此,本题的正确答案为C。

38.【试题答案】 B

【试题解析】本题考查要点是"抗抑郁症药物的合理使用"。抗抑郁药起效时间通常在2~4周,一般4~6周方可显效,切忌不要因为显效慢而频繁换药。为减少不良反应,提高用药的依从性,抗抑郁症药应个体化用药,尽可能单一用药,并从小剂量开始;在足量、足疗程单一用药治疗无效时,方可考虑合用两种作用机制不同的抗抑郁药。因此,本题的正确答案为B。

39.【试题答案】 B

【试题解析】药物的脂溶性、分子量、离子化程度、母体与胎儿体液中的pH不同都会影响药物的通透速度,脂溶性高、分子量小、离子化程度高的药物容易透过。因此,本题的正确答案为B。

40.【试题答案】 D

【试题解析】本题考查要点是"敌枯双中毒的特效解毒剂"。烟酰胺是敌枯双中毒的特效解毒剂。每次用量为50~200mg,静滴,一日1~2次。亦可口服给药,一次50~200mg,一日3次。因此,本题的正确答案为D。

二、B型题

41~42.【试题答案】 B、A

【试题解析】噻嗪类利尿剂可引起低血钾,长期应用者应定期监测血钾,并适量补钾。血钾过高,用依那普利有加重的危险。

43~44.【试题答案】 D、B

【试题解析】ACEI类药物对于高血压患者具有良好的靶器官保护和心血管终点事件

预防作用。ACEI单用降压作用明确，对糖脂代谢无不良影响。限盐或加用利尿剂可增加ACEI的降压效应。尤其适用于伴慢性心力衰竭、心肌梗死后伴心功能不全、糖尿病肾病、非糖尿病肾病、代谢综合征、蛋白尿或微量白蛋白尿患者。最常见不良反应为持续性干咳，多见于用药初期，症状较轻者可坚持服药，不能耐受者可改用ARB。其他不良反应有低血压、皮疹，偶见血管神经性水肿及味觉障碍。ACEI及ARB类药物与留钾利尿剂、补钾剂、含钾替代盐合用及有肾功能损害者，可能出现高钾血症。长期应用有可能导致血钾升高，应定期监测血钾和血肌酐水平。禁忌证为双侧肾动脉狭窄、高钾血症及妊娠期妇女。噻嗪类利尿剂可引起低血钾，长期应用者应定期监测血钾，并适量补钾。痛风者禁用；高尿酸血症、明显肾功能不全者慎用，后者如需使用利尿剂，应使用袢利尿剂，如呋塞米等。

45～48.【试题答案】 A、E、D、B

【试题解析】本组题考查要点是"白细胞分类计数"。白细胞是一个"大家族"，白细胞分类计数（DC）是指对不同类型的白细胞分别计数并计算其百分比。正常血液中白细胞以细胞质内有无颗粒而分为有粒和无粒两大类，前者粒细胞根据颗粒的被瑞氏染料染色特点分为中性、嗜酸性、嗜碱性三种；后者包括单核细胞、淋巴细胞。每类细胞的形态、功能、性质各异。正常参考区间：中性分叶核粒细胞（中性粒细胞）0.50～0.70（50%～70%）；中性杆状核粒细胞0.01～0.06（1%～6%）；嗜酸性粒细胞0.01～0.05（1%～5%），儿童0.005～0.05（0.5%～5%）；嗜碱性粒细胞0～0.01（0%～1%）；淋巴细胞0.20～0.40（20%～40%）；单核细胞0.03～0.08（3%～8%）。

49～51.【试题答案】 E、D、B

【试题解析】本组题考查要点是"粪外观的临床意义"。米泔水样便由肠道受刺激，大量分泌水分所致，见于霍乱、副霍乱等；乳凝块便为脂肪或酪蛋白消化不良的表现，常见于儿童消化不良等；柏油便粪便黑色有光泽，为上消化道出血（>50mL）后，红细胞被消化液消化所致，如粪便隐血强阳性，可确定为上消化道出血等；由于胆汁减少或缺乏，使粪胆素减少或缺乏，出现白陶土便，见于各种病因的阻塞性黄疸。

52～55.【试题答案】 C、E、A、A

【试题解析】本组题考查要点是"药动学与药效学的药物相互作用"。拮抗作用是指药物相互作用所引起的药效降低现象。美托洛尔和肾上腺素的相互作用属于作用于同一受体的拮抗作用；硝苯地平和美托洛尔的相互作用属于作用于不同作用点的协同作用；巴比妥类使口服避孕药效果降低属于酶诱导作用，酶诱导剂巴比妥类可促进避孕药代谢，而使药效降低；酶诱导剂卡马西平促进环孢菌素的代谢，而使疗效降低。

56～59.【试题答案】 D、D、C、E

【试题解析】本组题考查要点是"中毒的一般救治措施"。谷胱甘肽主要用于丙烯腈、氟化物、一氧化碳、重金属等中毒。谷胱甘肽肌注或静注，每次50～100mg，每日1～2次，使用时，以所附的维生素C注射液作溶剂，溶解后注射。盐酸烯丙吗啡（纳络芬）主要用于吗啡、哌替啶急性中毒的解救。乙酰胺（解氟灵）用于有机氟杀虫农药中毒。亚硝酸钠适用于治疗氰化物中毒。双解磷用于有机磷中毒。

60~61.【试题答案】 B、A

【试题解析】本组题的考查要点是"用药注意事项与患者教育、常见药源性疾病"。鉴于治疗感冒药的成分复杂，对服用含有抗过敏药制剂者，不宜从事驾车、高空作业或操作精密仪器等工作。药物性肝损伤可以出现各种肝脏疾病的表现，药物、宿主基因型和环境因素共同决定药物性肝损伤的发生，其中药物因素系直接毒性作用和代谢产物所致，常见药物包括非甾体类抗炎药，解热镇痛药对乙酰氨基酚、吡罗昔康、双氯芬酸、舒林酸。

62~64.【试题答案】 C、E、A

【试题解析】本组题考查要点是"口腔溃疡的药物治疗"。地塞米松粘贴片具有很强的抗炎作用，降低毛细血管的通透性，减少炎症的渗出，贴片用量较小而作用直接、持久，可促进溃疡愈合。外用贴敷于溃疡处，每处1片，一日总量不得超过3片，连续使用不得过1周。0.5%~1%达克罗宁液，用时涂于溃疡面上，连续2次，用于进食前暂时止痛。冰硼咽喉散、青黛散等是中医传统治疗口腔溃疡的主要用药。应用时取少量，吹敷患处，一日2~3次。

65~69.【试题答案】 B、D、E、C、A

【试题解析】本组题考查要点是"药物信息服务相关术语的英文缩写"。药物信息的英文缩写是 DI；药疗保健的英文缩写是 PC；循证药物信息的英文缩写是 EBDI；药物信息中心的英文缩写是 DIC；药物不良反应的英文缩写是 ADR。

70~73.【试题答案】 B、A、C、E

【试题解析】本组题考查要点是"白细胞分类计数增多的临床意义"。①百日咳、传染性单核细胞增多症、传染性淋巴细胞增多症、结核病、水痘、麻疹、风疹、流行性腮腺炎、传染性肝炎、结核及许多传染病的恢复期可见淋巴细胞增多。②在急性大出血后1~2小时内，周围血中血红蛋白的含量及红细胞数尚未下降，而白细胞数及中性粒细胞却明显增多，特别是内出血时，白细胞可高达 $20×10^9/L$。③嗜酸性粒细胞增多见于慢性粒细胞白血病、嗜酸粒细胞白血病等。④嗜碱性粒细胞增多见于慢性粒细胞白血病，嗜碱性粒细胞增多，可达10%以上；或淋巴网细胞瘤、红细胞增多症、罕见嗜酸性粒细胞白血病、骨髓纤维化或转移癌。

74~77.【试题答案】 B、D、A、E

【试题解析】本组题考查要点是"处方中常见的外文缩写及含义"。餐前（服）在处方和药品说明书中常见的外文缩写是 Ac.；静脉注射在处方和药品说明书中常见的外文缩写是 iv.；必要时在处方和药品说明书中常见的外文缩写是 prn；临睡时在处方和药品说明书中常见的外文缩写是 hs.。选项C "Aq." 为水、水剂的外文缩写。

78~80.【试题答案】 D、E、B

【试题解析】本组题考查要点是"特殊人群用药"。D级对人类胎儿的危险有肯定的证据，仅在对孕妇肯定有利时，方予应用（如生命垂危或疾病严重而无法应用较安全的药物或药物无效）。降压药卡托普利、依那普利、比索洛尔、美托洛尔在妊娠中晚期使用时属D级。X级动物或人的研究中已证实可使胎儿异常，或基于人类的经验知其对胎儿有危险，对母体或对两者均有害，而且该药物对孕妇的应用危险明显大于其益处。该药禁用于已妊娠或将妊娠的妇女。抗病毒药利巴韦林属此类。B级在动物生殖试验中并未显示对胎儿的危险，但无孕妇的对照组，或对动物生殖试验显示有副反应（较不育为轻），但在早孕妇女的对照组中并不能肯定其不良反应（并在中、晚期妊娠亦无危险的证据）。如头孢克洛、头孢拉定、头孢哌酮钠、舒巴坦钠、头孢曲松钠、红霉素、克林霉素、美洛西林、美罗培南等抗菌药物属B级。

81~84.【试题答案】 B、C、E、D

【试题解析】本组题考查要点是"常见疾病的自我药疗"。甲苯咪唑对蛔虫、蛲虫、鞭虫、钩虫（十二指肠及美洲钩虫）的成虫及幼虫均有较好疗效，除对蛔虫及鞭虫的虫卵有杀灭作用外，还可抑制虫体摄取葡萄糖，抑制虫体生长或繁殖，使其死亡。多潘立酮（吗丁啉）为促胃肠动力药，可促进胃排空、消化和推进食物。特比萘芬为治疗皮肤真菌感染的抗真菌药。由于平滑肌痉挛引起的腹痛可用氢溴酸山莨菪碱，可明显缓解子宫平滑肌痉挛而止痛，氢溴酸山莨菪碱口服一次5mg，一日2~3次。

85~88.【试题答案】 C、E、D、B

【试题解析】本组题考查要点是"抗高血压药的禁忌证"。①ACEI适用于伴慢性心力衰竭、心肌梗死后伴心功能不全、糖尿病肾病、非糖尿病肾病、代谢综合征、蛋白尿或微量白蛋白尿患者。禁忌证为双侧肾动脉狭窄、高钾血症及妊娠妇女。②β-受体阻断剂适用于伴快速性心律失常、冠心病心绞痛、慢性心力衰竭、交感神经性增高以及高动力状态的高血压患者。高度心脏传导阻滞为禁忌证。非选择性β-受体阻断剂禁用于哮喘患者。慢性阻塞性肺病、运动员、周围血管病或糖耐量异常者慎用；必要时也可慎重选用高选择性$β_1$受体阻断剂。③噻嗪类利尿剂适用于老年高血压、单纯收缩期高血压或伴心力衰竭患者，也是难治性高血压的基础药物之一。噻嗪类利尿剂可引起低血钾，长期应用者应定期监测血钾，并适量补钾。痛风者禁用；高尿酸血症、明显肾功能不全者慎用。④临床上常用的非二氢吡啶类钙通道阻滞剂可用于降压治疗，常见不良反应包括抑制心脏收缩功能和传导功能，有时也会出现牙龈增生。2~3度房室传导阻滞、心力衰竭患者禁止使用。

89~92.【试题答案】 C、D、B、A

【试题解析】本组题考查要点是"临床常见中毒物质与解救"。①毒扁豆碱属于乙酰胆碱酯酶抑制药，能对抗三环类抗抑郁药引起的抗胆碱能反应，能透过血脑屏障，故对三环类抗抑郁药的周围和中枢反应都有作用。②氟乙酰胺中毒的特殊解毒剂为乙酰胺（解氟灵），可以肌内注射，一次2.5~5g，一次2~4次，或一日0.1~0.3g/kg，分2~4次注射。一般连续注射5~7日，危重病例一次可给予5~10g。乙酰胺剂量过大时可出现血尿，宜减量并加用肾上腺皮质激素。③阿托品中毒时患者表现为谵妄、躁动、幻觉、全身潮红、高热、心率加快甚至昏迷，应立即停用阿托品，并可用毛果芸香碱解毒，但不宜使用毒扁豆碱。④卡马西平无特殊的解救药，应用利尿剂促进排泄。透析治疗只适用于那些肾衰的严重中毒患者。

93~96.【试题答案】 D、B、A、C

【试题解析】本组题考查要点是"妊娠期用药和新生儿期用药特点"。沙立度胺（反应停）可引起胎儿肢体、耳、内脏畸形，产生海豹畸胎。磺胺类药、硝基呋喃类药也可使葡萄糖醛酸酶缺乏的新生儿出现溶血。新生儿应用氯霉素后，由于缺乏葡萄糖醛酸转移酶，不能与葡萄糖醛酸结合成无活性的代谢物，导致血浆中游离的氯霉素增多，使新生儿皮肤呈灰色，引起灰婴综合征。新生霉素也有抑制葡萄糖醛酸转移酶的作用而引起高胆红素血症。

97~100.【试题答案】 D、B、C、A

【试题解析】本组题考查要点是"临床常见中毒物质与解救"。三环类抗抑郁药中毒对症治疗发生心律失常时，可静滴普鲁卡因酰胺0.5~1.0mg或利多卡因50~100mg。如出现心力衰竭，可静注毒毛花苷K 0.25mg或毛花苷丙0.4mg。同时严格控制补液量和速度。发生低血压时，可扩充血容量，必要时可使用去甲肾上腺素，但是应尽量避免使用拟交感神经药物。癫痫发作时可使用苯妥英钠治疗，避免使用安定类及巴比妥类药物，因为有中枢神经和呼吸抑制作用。

三、C型题

101.【试题答案】 B

【试题解析】阿司匹林可抑制肾小管的分泌转运而致尿酸在肾脏潴留；并可使血浆糖皮质激素浓度受到抑制、血浆胰岛素增高和血尿酸排泄减少，使尿酸在体内潴留，引起血尿酸水平升高。因此，本题的正确答案为B。

102.【试题答案】 E

【试题解析】2型肥胖型糖尿病患者（体重超过理想体重10%），首选二甲双胍。因此，本题的正确答案为E。

103.【试题答案】 D

【试题解析】老年患者对低血糖的耐受能力差，应选择降糖平稳、安全的降糖药物，如甘精胰岛素。因此，本题的正确答案为D。

104.【试题答案】 D

【试题解析】二甲双胍的主要不良反应是消化道反应、体重减轻等。因此，本题的正确答案为D。

105.【试题答案】 C

【试题解析】本题考查要点是"无正当理由超适应证用药"。用药超越药品说明书的适应证范围，既有盲目性，又易招致不良反应，同时也无法律保护。例如口服小檗碱（黄连素）片用于降低血糖；坦洛新用于降压；阿托伐他汀钙用于补钙；二甲双胍用于非糖尿病患者的减肥等。如必须超适应证用药，一定要患者知情同意。例如患者诊断为输尿管结石，给予黄体酮，一日2次，一次20mg，肌内注射。分析：黄体酮可松弛平滑肌，扩大输尿管口径，使结石下移；同时可通过竞争性对抗醛固酮作用利尿，并增加管腔内压，促使结石排出。虽然药物本身有排石作用，但其说明书中并未提及用于结石，故属于超适应证用药。因此，本题的正确答案为C。

106.【试题答案】 B

【试题解析】本题考查要点是"非适应证用药"。例如流感的病原体主要是流感病毒A、B、C型及变异型等（也称甲、乙、丙型及变异型），并非细菌。咳嗽的病因，可能由于寒冷刺激、花粉过敏、空气污染和气道阻塞所致，也属非细菌感染，但在临床上无明显感染指征常被给予抗菌药物。例如患者咳嗽，但无感染诊断（白细胞计数不高，C反应蛋白正常），给予阿奇霉素口服，一日1次，一次0.5g。由于上面所述原因，咳嗽的病因有多种可能，并非阿奇霉素的适应证，属于非适应证用药；又如1类手术切口应用第三代头孢菌素（三代头孢菌素对金黄色葡萄球菌不敏感）；肠球菌感染应用克林霉素（天然耐药）；大观霉素肌内注射用于非淋球菌泌尿道感染（大观霉素仅用于淋球菌感染）。因此，本题的正确答案为B。

107.【试题答案】 D

【试题解析】本题考查要点是"有禁忌证用药的表现"。有禁忌证用药表现在：①忽略药品说明书的提示；②忽略病情和患者的基础疾病。如抗胆碱药和抗过敏药用于伴有青光眼、良性前列腺增生症患者，导致尿失禁；治疗感冒的减轻鼻充血药盐酸伪麻黄碱用于伴有严重高血压患，易致高血压危象；脂肪乳用于急性肝损失、急性胰腺炎、脂质肾病、脑卒中、高脂血症患者，容易出现脂质紊乱；抗抑郁药司来吉兰用于伴有尿潴留、前列腺增生的抑郁症患者，可加重排尿困难等症状。根据第②点可知，选项D符合题意。选项A和选项C均属于非适应证用药。选项B属于"无正当理由超适应证用药"。选项E属于联合用药的表现。因此，本题的正确答案为D。

108.【试题答案】 A

【试题解析】本题考查要点是"过度治疗用药的表现"。过度治疗用药表现在：①滥用抗菌药物、糖皮质激素、人血白蛋白、二磷酸果糖及肿瘤辅助治疗药等；②无治疗指征盲目补钙，过多的钙剂可引起高钙血症，并导致胃肠道不适、便秘、泌尿道结石等。例如患者诊断为食管癌，给予顺铂、氟尿嘧啶、表柔比星、依托泊苷治疗。分析：对于食管癌患者，在应用顺铂+氟尿嘧啶的基础上，加用多柔比星、依托泊苷并不能明显提高疗效，反而会增加毒性，这些抗肿瘤药的滥用属于过度治疗用药。根据第①点可知，选项A符合题意。选项B、选项D和选项E均属于"有禁忌证用药"的表现。选项C属于联合用药的表现。因此，本题的正确答案为A。

109.【试题答案】 A

【试题解析】本题考查要点是"急性肾盂肾炎的诊断"。急性肾盂肾炎以育龄女性最多见。通常起病较急，在全身症状（寒战、发热、腰痛、恶心、呕吐等）出现同时会伴有泌尿系统症状。而体格检查中会发现一侧或两侧肋脊角或输尿管点压痛和（或）肾区叩击痛。该患者除了具有典型的临床表现外，实验室检查均支持急性肾盂肾炎的诊断。所以，该患者可以诊断为急性肾盂肾炎。因此，本题的正确答案为 A。

110. 【试题答案】 A

【试题解析】本题考查要点是"急性肾盂肾炎药物的选用"。尿路感染的治疗原则为：①选用致病菌敏感的抗菌药物。无病原学结果前，一般首选对革兰阴性杆菌有效的抗菌药物，尤其是初发尿路感染。治疗 3 天症状无改善，应按药敏结果调整用药。所以，选项 A 的叙述是不正确的。②抗菌药物在尿和肾内的浓度要高。所以，选项 B 的叙述是正确的。③选用肾毒性小、副作用少的抗菌药物。所以，选项 C 的叙述是正确的。④单一药物治疗失败、严重感染、混和感染、出现耐药菌株时应联合用药。所以，选项 E 的叙述是正确的。⑤对不同类型的尿路感染给予不同治疗疗程。所以，选项 D 的叙述是正确的。⑥综合考虑感染部位、菌种类型、基础疾病、中毒症状程度等因素。因此，本题的正确答案为 A。

四、X 型题

111. 【试题答案】 ABCE

【试题解析】本题考查要点是"药物警戒的重要作用"。药物警戒的重要作用体现在以下方面：①药品上市前风险评估；②药品上市后风险评估；③发现药品使用环节的问题；④发现和规避假、劣药流入市场。根据第③点可知，选项 D 不符合题意。因此，本题的正确答案为 ABCE。

112. 【试题答案】 ABCDE

【试题解析】本题考查要点是"制定药物治疗方案应考虑的方面"。合理的药物治疗方案可以使患者获得有效、安全、经济、规范的药物治疗。制定药物治疗方案应考虑以下几个方面：①为药物治疗创造条件：改善环境、改善生活方式。②确定治疗目的，选择合适的药物以消除疾病、去除诱因、预防发病、控制症状、治疗并发症、为其他治疗创造条件或增加其他疗法的疗效。③选择合适的用药时机，强调早治疗。④选择合适的剂型和给药方案。⑤选择合理配伍用药。⑥确定合适的疗程。⑦药物与非药物疗法的结合。因此，本题的正确答案为 ABCDE。

113. 【试题答案】 ABCD

【试题解析】本题考查要点是"流感的分型"。流感发病急骤，局部和全身症状表现较重。其可分型如下：①单纯型：全身酸痛、周身不适、食欲不振、乏力、高热、头痛、畏寒等；上呼吸道症状可能有流涕、鼻塞、喷嚏、咽痛、干咳、胸背后痛和声音嘶哑等，典型病程约 1 周。②肺炎型：在流行期间多见于小儿及老年体弱者，临床可见持续高热、呼吸困难、咳嗽、紫绀及咯血等。肺部可听到湿性啰音。X 线摄片显示两肺可有散在絮状阴影。③胃肠型：除全身症状外，尚有恶心、呕吐、腹痛、腹泻等胃肠道症状，典型病程 2～4 日，可迅速康复。④神经型：高热不退、头痛、谵妄以致昏迷。儿童可见抽搐及脑膜刺激症状。因此，本题的正确答案为 ABCD。

114.【试题答案】 AC

【试题解析】本题考查要点是"药物理化配伍禁忌"。药物理化配伍禁忌主要表现在静脉注射、静脉滴注及肠外营养液等溶液的配伍方面。如青霉素与苯妥英钠、苯巴比妥钠、戊巴比妥钠、异戊巴比妥钠、硫喷妥钠、阿托品、氨力农、普鲁卡因胺、拉贝洛尔、缩宫素、酚妥拉明、罂粟碱、精氨酸、麦角新碱、鱼精蛋白、促皮质素、氢化可的松、甲泼尼龙琥珀酸钠、苯海拉明、麻黄素、氨茶碱、维生素 B_1、维生素 B_6、维生素 K_1、维生素 C、异丙嗪、阿糖胞苷、辅酶 A、博来霉素等药品配伍可出现浑浊、沉淀、变色和活性降低。与碳酸氢钠、氢化可的松混合可发生透明度不改变而效价降低的潜在性变化。因此，本题的正确答案为 AC。

115.【试题答案】 DE

【试题解析】（1）治疗胃病的药物：①苦味健胃药不要加水冲淡，也不要多喝水，服后不要漱口。这些药物通过苦味刺激舌部味觉感受器及末梢神经，促进唾液和胃液分泌而增加食欲。②胃黏膜保护剂如硫糖铝、果胶铋等，服药后在胃中形成保护膜，服药后 1 小时内尽量不要喝水，避免保护层被水冲掉。③需要直接嚼碎吞服的胃药，不要多饮水，防止破坏形成的保护膜。（2）止咳药：如止咳糖浆、甘草合剂等黏稠药物会黏附在发炎的咽喉部而发挥作用，应少喝水，尤其不应喝热水，避免将药物冲掉。（3）预防心绞痛发作的药物：如硝酸甘油片、麝香保心丸等应舌下含服，由舌下静脉吸收，不可咽下，不需用水送服。（4）抗利尿药：如加压素、去氨加压素，服药期间应限制饮水，否则可能会引起水潴留或低钠血症及其并发症。因此，本题的正确答案为 DE。

116.【试题答案】 ABCD

【试题解析】本题考查要点是"互联网信息的特点"。虽然，药师可以从互联网上方便获取许多药物信息内容，但是这些信息良莠不齐，质量差别很大，目前，对网站信息的质量评价尚未形成系统的评价方法和指标，不过仍然可以通过以下几个方面来分析衡量网络信息的质量：①权威性：网站提供的所有药物信息和建议均来自受过专门药学培训的合格人员。如果有不属于上述来源的内容，网站是否清楚地予以注明。②补充性：网站提供的药物信息是否旨在推动和促进患者/网站访问者及其医生之间的关系，而非取代这些关系。③归因性：网站是否尽可能指明其资料来源。可能的话，通过超链接指向其材料来源。临床网页的最后修改日期是否清楚的注明（比如在该网页末端注明）。④合理性：对于网站上提供的药物信息、探讨的内容涉及不止某个厂家或某个品牌的药品。临床药物疗效的研究是药物之间直接的（头对头的）比较还是药物与安慰剂之间的比较，网站上的研究内容有无偏倚，是否适用于你的患者。⑤新颖性：网站的内容是否及时更新。⑥网站人员：网站的设计者是否采用清楚明了的方式提供药物信息，并提供联系地址，供网站访问者进一步索取资料或获得更多支持。

网站中清楚地列出网站管理员的电子邮箱地址。⑦赞助商信息：网站是否公开其所有支持者，包括所有对网站提供了资金、服务或材料的盈利和非盈利组织的名称。⑧广告诚信性：是否如实公开了信息的提供者或作者，其与网站的主办方或赞助方是否存在利益关系。如果广告费是网站的一项资金来源，本网站将在网页中清楚注明。因此，本题的正确答案为ABCD。

117.【试题答案】　ABCDE

【试题解析】药源性疾病的治疗原则包括停用致病药物、排除致病药物、拮抗致病药物、调整治疗方案、对症治疗。

因此，本题的正确答案为ABCDE。

118.【试题答案】　ACE

【试题解析】本题考查要点是"药物的适宜溶剂"。不宜选用氯化钠注射液溶解的药品有：①普拉睾酮：不宜选用氯化钠注射液溶解，以免出现浑浊。②洛铂：氯化钠可促进降解。③两性霉素B：应用氯化钠注射液溶解可析出沉淀。④红霉素：静滴时若以氯化钠或含盐类的注射液溶解，可形成溶解度较小的红霉素盐酸盐，产生胶状不溶物，使溶液出现白色浑浊或结块沉淀。⑤哌库溴铵：与氯化钾、氯化钠、氯化钙等联合使用，可使其疗效降低。⑥氟罗沙星：应用氯化钠、氯化钙等注射液溶解，可出现结晶。所以，选项A、C、E符合题意。选项B、D均属于不宜选用葡萄糖注射液溶解的药品。选项B中，青霉素结构中含有β-内酰胺环，极易裂解而失效，与酸性较强的葡萄糖注射液配伍，可促进青霉素裂解为无活性的青霉酸和青霉噻唑酸，宜将一次剂量溶于50~100mL氯化钠注射液中，于0.5~1小时滴毕，既可在短时间内形成较高的血浆浓度，又可减少因药物分解而致敏。选项D中，大多数头孢菌素属于弱酸强碱盐，葡萄糖注射液在制备中加入盐酸，两者可发生反应产生游离的头孢菌素，若超过溶解度许可，会产生沉淀或浑浊，建议更换氯化钠注射液或加入5%碳酸氢钠注射液（3mL/1000mL）。因此，本题的正确答案为ACE。

119.【试题答案】　BCE

【试题解析】本题考查要点是"部分药品服用的适宜时间"。选项B的"胃黏膜保护药"适宜在餐前服用，可充分地附着于胃壁，形成一层保护屏障。选项C的"促胃动力药"适宜在餐前服用，以利于促进胃蠕动和食物向下排空，帮助消化。选项E的"广谱抗线虫药"适宜在餐前服用，在餐前1小时服用可增强疗效。所以，选项B、C、E符合题意。选项A的"助消化药"适宜在餐中服用，其可以发挥酶的助消化作用，并避免被胃液中的酸破坏。选项D的"非甾体抗炎药"适宜在餐中服用，其与食物同服可使镇痛作用持久，与食物同服可减少胃黏膜出血的几率。因此，本题的正确答案为BCE。

120.【试题答案】　BCD

【试题解析】本题考查要点是"调节血脂药的选用参考"。见下表。

调节血脂药的选用参考

高脂血症类型	首选	次选	可考虑的用药
高 TC 血症	他汀类	胆酸螯合剂	烟酸或贝丁酸类（贝特类）
高 TG 血症	贝丁酸类（贝特类）	烟酸	多烯脂肪酸类（鱼油）
混合型血脂异常			
以高 TC 为主	他汀类	烟酸	贝丁酸类（贝特类）
以高 TG 为主	贝丁酸类	烟酸	
高 TG 和高 TC	胆酸螯合剂 + 贝丁酸类	他汀类	贝丁酸类 + 血脂康
低 HDL-ch 血症	贝丁酸类、阿昔莫司	他汀类	多烯脂肪酸类
阻止脂质浸润沉积	吡卡酯、泛硫乙胺		

由上表可知，本题的正确答案为 BCD。

药学综合知识与技能

临考冲刺模拟试卷（二）

一、**A 型题**（最佳选择题。共40题，每题1分。每题的备选答案中只有一个最佳答案）

1. 用药咨询服务的对象不包括（　　）
   A. 患者　　　　　　　　　　B. 医师
   C. 护士　　　　　　　　　　D. 公众
   E. 药师

2. 下列哪种成分几乎不被重吸收而随尿排出体外（　　）
   A. 肌酸　　　　　　　　　　B. 尿肌酐
   C. 氨基酸　　　　　　　　　D. 乳酸
   E. 葡萄糖

3. 患者，男，身高180cm，体重90kg，腰围100cm，其体重指数（BMI）是（　　）
   A. 18.0　　　　　　　　　　B. 20.0
   C. 27.8　　　　　　　　　　D. 30.2
   E. 34.2

4. 下列哪种疾病不会引起丙氨酸氨基转移酶（ALT、GPT）升高（　　）
   A. 传染性肝炎　　　　　　　B. 急性心肌梗死
   C. 传染性单核细胞增多症　　D. 严重烧伤
   E. 慢性肾炎

5. 下列关于高脂血症病人初始的临床表现诉述，最恰当的是（　　）
   A. 动脉硬化　　　　　　　　B. 脂肪肝或者肥胖
   C. 无任何症状和体征　　　　D. 高脂血症眼底改变
   E. 黄色瘤

6. 下列不良事件中，属于假劣药事件是（　　）
   A. "康泰克PPA事件"　　　　B. "万洛（罗非昔布）事件"
   C. "亮菌甲素事件"　　　　　D. "拜斯亭（西立伐他汀）事件"
   E. "阿糖胞苷儿科事件"

7. 患者，男，45岁，患有高血压，因感冒发热、咽痛、流鼻涕到药店买药，药师不应推荐其使用的药物是（　　）
   A. 复方酚咖伪麻胶囊　　　　B. 维C银翘片
   C. 速克感冒片　　　　　　　D. 速感宁胶囊
   E. 对乙酰氨基酚片

8. 红细胞沉降率（ESR）不加快的疾病是（ ）
    A. 恶性肿瘤 B. 心肌梗死
    C. 结核病 D. 多发性骨髓瘤
    E. 心绞痛

9. 血液和腹膜透析均可清除的药物不包括（ ）
    A. 妥布霉素 B. 阿司匹林
    C. 头孢唑林 D. 庆大霉素
    E. 苯巴比妥

10. 嗜酸性粒细胞不升高的疾病是（ ）
    A. 支气管哮喘 B. 过敏性肺炎
    C. 伤寒 D. 热带嗜酸性粒细胞增多症
    E. 血吸虫病

11. 患者，女，24岁，一周前曾有同事患有沙眼，系衣原体感染，后发现自己出现眼红、眼痒等不适，来药店购药，药师可推荐的药物是（ ）
    A. 色甘酸钠滴眼液 B. 玻璃酸钠滴眼液
    C. 酞丁安滴眼液 D. 毛果芸香碱滴眼液
    E. 吡诺克辛滴眼液

12. 下列哪种药物不会引起丙氨酸氨基转移酶（ALT、GPT）升高（ ）
    A. 克林霉素 B. 氟康唑
    C. 硝苯地平 D. 阿昔洛韦
    E. 异烟肼

13. 患者，男，67岁，因带状疱疹前来就诊，实验室检查肌酐清除率为100mL/min，医生处方阿昔洛韦片治疗，对于该患者，适宜的用法用量是（ ）
    A. 0.4g，每日5次 B. 0.4g，每日4次
    C. 0.4g，每日3次 D. 0.4g，每日2次
    E. 0.4g，每日1次

14. 原发性痛经的主要机制是（ ）
    A. 雌激素升高 B. 孕激素升高
    C. 雄激素升高 D. 前列腺素升高
    E. 促性腺激素升高

15. 下列药源性疾病中，属于患者遗传因素的是（ ）
    A. 新生儿应用氯霉素后出现灰婴综合征
    B. 妇女在月经期或妊娠期，对泻药和刺激性强的药物敏感
    C. 肝硬化患者使用利多卡因，可引起严重中枢神经系统疾病
    D. 口服避孕药或绝经期后激素替代疗法可导致心肌梗死
    E. 羟化酶缺乏者服用苯妥英钠日剂量300mg可引起明显的神经毒性

16. 正常成人血清尿素氮（BUN）的正常参考区间为（ ）
    A. 3.2～7.1mmol/L B. 2.2～5.1mmol/L

C. 3.8~6.1mmol/L
D. 3.2~7.1mmol/L
E. 2.3~7.1mmol/L

17. 静脉滴注时间不尽相同，下列应控制在 2 小时以上的药物有（　　）
    A. 林可霉素
    B. 万古霉素
    C. 克林霉素
    D. 甲砜霉素
    E. 环丙沙星

18. 抗高血压药氢氯噻嗪的每天剂量为（　　）
    A. 10~30mg
    B. 0.05~0.25mg
    C. 2.5~10mg
    D. 0.625~2.5mg
    E. 6.25~25mg

19. 治疗苯二氮䓬类镇静催眠药中毒不可采用的方式为（　　）
    A. 催吐、洗胃、硫酸钠导泻
    B. 血液透析和血液灌流疗法
    C. 血压下降时，选用升压药如去甲肾上腺素
    D. 呼吸抑制时给氧，必要时做人工呼吸
    E. 输液，保持体液平衡并促进药物从肾脏排出

20. 药师审方审核包括多个方面，下列哪一项不是药师审方审核的内容（　　）
    A. 逐个检查药品的外观质量是否合格
    B. 确认有效期无误
    C. 再次全面认真地审核一遍处方内容
    D. 药品价格
    E. 处方与调配的药品、规格、剂量、用法、用量是否一致

21. 急性乙醇中毒的常用解毒药是（　　）
    A. 烯丙吗啡
    B. 地西泮
    C. 苯巴比妥
    D. 纳洛酮
    E. 无特殊解救药

22. 阿片类药物中毒时的救治措施叙述不正确的是（　　）
    A. 口服中毒，以 1:2000 高锰酸钾溶液洗胃
    B. 禁用阿扑吗啡催吐
    C. 静脉滴注葡萄糖氯化钠注射液
    D. 给予阿托品刺激呼吸中枢
    E. 使用士的宁进行治疗

23. 患者，男性，75 岁，因感冒咳嗽，自服酚麻美敏片、维 C 银翘片，3 天后出现急性尿潴留。可引起该患者出现尿潴留的药物成分是（　　）
    A. 对乙酰氨基酚
    B. 维生素 C
    C. 银翘
    D. 氯苯那敏
    E. 右美沙芬

24. 儿童用药需要特别谨慎,以下可能引起儿童神经系统不良反应的药物是（ ）
    A. 糖皮质激素   B. 促性腺激素
    C. 对氨基水杨酸   D. 人参、蜂皇浆
    E. 维生素 A

25. 有机磷农药中毒后,具有食欲缺乏、恶心、呕吐、腹痛、腹泻、瞳孔缩小、视力模糊、多汗、流涎、支气管痉挛、呼吸道分泌物增多、呼吸困难、发绀等表现的是（ ）
    A. 毒蕈碱样症状   B. 烟碱样症状
    C. 中枢神经系统症状   D. 骨骼系统症状
    E. 泌尿系统症状

26. 干扰素治疗乙型病毒性肝炎的禁忌证不包括（ ）
    A. 妊娠   B. 自身性免疫性疾病
    C. 失代偿期肝硬化   D. 癫痫
    E. 消化性溃疡

27. 阿片类药物中毒的首选拮抗剂为（ ）
    A. 美沙酮   B. 纳洛酮
    C. 士的宁   D. 阿托品
    E. 可拉明

28. 下列"给药时间是依据生物钟规律而设定"的叙述中,最正确的是（ ）
    A. 早、晚餐餐中服用熊脱氧胆酸   B. 清晨服用驱虫药
    C. 睡前服用血脂调节药   D. 餐前服用氢氧化铝凝胶
    E. 餐后服用非甾体抗炎药

29. 急性乙醇中毒的分期大致可分为（ ）
    A. 兴奋期和昏睡期   B. 兴奋期和共济失调期
    C. 共济失调期和昏睡期   D. 兴奋期、共济失调期和昏睡期
    E. 惊厥期和昏睡期

30. 治疗缺铁性贫血的铁制剂,含铁量不正确的是（ ）
    A. 硫酸亚铁 20%   B. 乳酸亚铁 19%
    C. 葡萄糖酸亚铁 12%   D. 富马酸亚铁 32.9%
    E. 右旋糖酐铁 35.5%

31. 患者,女,55岁,诊断为类风湿性关节炎,既往有十二指肠溃疡病史。医生给予甲氨蝶呤＋柳氮磺吡啶治疗。甲氨蝶呤用法用量正确的是（ ）
    A. 75mg, qd   B. 7.5mg, tid
    C. 7.5mg, qod   D. 7.5mg, qw
    E. 7.5mg, qm

32. 关于使用肠内营养剂治疗营养不良的注意事项,不包括（ ）
    A. 整蛋白型肠内营养剂中,平衡型制品在体内消化吸收过程同正常食物
    B. 半乳糖血症患者、严重腹腔内感染者禁用

C. 药品须置冰箱内保存，并于24小时内用完
D. 目前首选聚氨酯的导管较多，柔软，患者耐受性好，对pH不敏感
E. 肠内营养剂不能应用于完全肠梗阻、严重的短肠综合征或高排泄量的瘘

33. 下列尿液检查各项最能反映肾功能的指标是（　　）
    A. 尿比重　　　　　　　　　B. 白细胞
    C. 红细胞　　　　　　　　　D. 尿蛋白
    E. 管型

34. 以下选项中，不属于抑制胃酸分泌的抗溃疡药物是（　　）
    A. 西咪替丁　　　　　　　　B. 哌仑西平
    C. 氢氧化铝　　　　　　　　D. 雷贝拉唑
    E. 丙谷胺

35. 患者，男，70岁，两周前因缺血性脑卒中入院治疗，经积极治疗，病情显著缓解后出院，目前无其他伴随疾病，为进行心脑血管事件的二级预防，应首选的药物是（　　）
    A. 肝素　　　　　　　　　　B. 氯吡格雷
    C. 阿司匹林　　　　　　　　D. 利伐沙班
    E. 噻氯匹啶

36. 解救氰化物中毒时常与亚甲蓝交替使用的是（　　）
    A. 二巯基丙醇　　　　　　　B. 二巯基丁二钠
    C. 依地酸钙钠　　　　　　　D. 硫代硫酸钠
    E. 青霉胺

37. 以下所列药品中，进餐时服用可减少脂肪吸收的药品是（　　）
    A. 奥利司他　　　　　　　　B. 非诺贝特
    C. 苯扎贝特　　　　　　　　D. 吉非贝齐
    E. 阿昔莫司

38. 应立即洗胃的是（　　）
    A. 口服汽油者　　　　　　　B. 口服烧碱者
    C. 因中毒呼吸停止者　　　　D. 发生惊厥者
    E. 口服已经4个小时者

39. 用于锑、铅、汞、砷中毒的解救药物是（　　）
    A. 盐酸烯丙吗啡　　　　　　B. 谷胱甘肽
    C. 二巯基丁二钠　　　　　　D. 氯丙嗪
    E. 亚甲蓝

40. 《中华人民共和国药典》、国家食品药品监督管理局颁布标准收载的处方是（　　）
    A. 法定处方　　　　　　　　B. 医师处方
    C. 协定处方　　　　　　　　D. 电子处方
    E. 药师处方

二、B型题（配伍选择题。共60题，每题1分。备选答案在前，试题在后。每组若干题。每组题均对应同一组备选答案。每题只有一个正确答案。每个备选答案可重复选用，也可不选用）

A. 46～70g/L
B. 60～80g/L
C. 35～55g/L
D. 28～44g/L
E. 20～30g/L

41. 正常新生儿总蛋白值为（　）
42. 正常成人白蛋白参考值为（　）
43. 正常成人总蛋白参考值为（　）
44. 正常新生儿白蛋白值为（　）

A. 抑郁症
B. 胃出血及黑便
C. 诱发或加重青光眼
D. 出现室性心动过速
E. 恶心，呕吐，毛发脱落，指甲异常

45. 老年人过多补硒可引起（　）
46. 老年人服用硝酸甘油可引起（　）
47. 老年人长期应用地西泮可引起（　）
48. 老年人长期应用吲哚美辛可引起（　）

A. 稽留热
B. 弛张热
C. 间歇型
D. 不规则热
E. 波动型

49. 斑疹伤寒或伤寒高热期出现（　）
50. 疟疾时会出现（　）
51. 支气管肺炎出现（　）

A. 辛伐他汀
B. 双磷酸盐
C. 苯妥英钠
D. 硫酸亚铁
E. 硫糖铝

52. 在指导合理用药时，应交代宜在睡前服用的药物是（　）
53. 在指导合理用药时，应交代服药后限制饮水的药物是（　）

A. 饮食管理
B. 格列齐特
C. 二甲双胍
D. 磺脲类＋双胍类
E. 胰岛素

54. 男，50岁，糖尿病病史2年，血脂高，可采用（　）
55. 女，36岁，妊娠4个月，经葡萄糖耐量试验，发现明显糖尿病，最合适的治疗药为（　）

56. 女,70岁,因胰腺癌手术,此后发现糖尿病,其治疗采用（   ）

    A. 用棕色瓶或黑色纸包裹的玻璃容器包装
    B. 可贮存于严密的药箱内
    C. 必须保存于密闭的闭光容器中
    D. 可用玻璃瓶软木塞塞紧、蜡封、外加螺旋盖盖紧
    E. 应密封置于阴凉干燥处

57. 易吸湿药品的保管方法为（   ）
58. 易挥发药品的保管方法为（   ）
59. 遇光易引起变化药品的保管方法为（   ）

医师书写处方时经常使用外文缩写,医师在指导用药时需要准确掌握和解释

    A. 右眼   B. 左眼
    C. 适量   D. 立即
    E. 双眼

60. OD. 是（   ）
61. OS. 是（   ）
62. OU. 是（   ）

    A. 0.6~1.5 小时   B. 1.5~4 小时
    C. 0.25~0.5 小时   D. 6~12 小时
    E. 14~20 小时

63. 速效胰岛素的作用峰时为（   ）
64. 普通胰岛素的作用峰时为（   ）
65. 正规胰岛素的作用峰时为（   ）
66. 中效低精蛋白锌胰岛素的作用峰时为（   ）
67. 慢效精蛋白锌胰岛素的作用峰时为（   ）

    A. 脓血便   B. 鲜血便
    C. 胨状便   D. 稀糊便
    E. 细条样便

68. 急性肠炎可出现（   ）
69. 直肠癌可出现（   ）
70. 细菌性痢疾可出现（   ）
71. 过敏性肠炎可出现（   ）

    A. Add.   B. qod.
    C. gtt.   D. Ad.

E. Liq.

处方中常见的外义缩写及含义
72. "加"的外文缩写为（　　）
73. "加至"的外文缩写为（　　）
74. "滴、量滴、滴剂"的外文缩写为（　　）
75. "液，溶液"的外文缩写为（　　）
76. "隔日1次"的外文缩写为（　　）

A. 粒细胞减少症　　　　　　B. 消化性溃疡
C. 慢性肾衰竭　　　　　　　D. 溶血性贫血
E. 呼吸抑制

77. 含有马兜铃酸的中药，可引起的典型药源性疾病是（　　）
78. 甲状腺功能亢进患者服用丙硫胺嘧啶，可引起的典型药源性疾病是（　　）
79. 快速静脉注射克林霉素，可引起的典型药源性疾病是（　　）

A. 阿片类药物　　　　　　　B. 磷化锌
C. 麦角胺　　　　　　　　　D. 麻黄碱
E. 香豆素类杀鼠药

80. 禁用油类泻剂导泻的毒物是（　　）
81. 忌用碳酸氢钠洗胃的毒物是（　　）
82. 禁用阿朴吗啡催吐的毒物是（　　）

A. 25.0　　　　　　　　　　B. 30.0
C. 10.0　　　　　　　　　　D. 33.3
E. 20.0

83. 用10%的氯化钠注射液和注射用水配制3%的氯化钠注射液100mL，所需的10%氯化钠注射液的毫升数是（　　）
84. 5%葡萄糖注射液500mL含有葡萄糖的克数是（　　）

A. 最小成本分析　　　　　　B. 成本－效果分析
C. 成本－效用分析　　　　　D. 回顾性研究
E. 成本－效益分析

85. 其结果以单位健康效果增加所需成本值表示的方法是（　　）
86. 常用单位是质量调整生命年的方法是（　　）
87. 以为总体医疗费用的控制和医疗资源优化配置提供基本信息的方法是（　　）
88. 将药物治疗的成本与所产生的效益归化为以货币为单位的数字，用以评估药物治疗方案的经济性的方法是（　　）

A. 专用仓库　　　　　　　B. 低温库
C. 常温库　　　　　　　　D. 凉暗库
E. 阴凉库

89. 血液制品应放在（　　）
90. 药品中的危险品应存放于（　　）
91. 头孢克洛片及胶囊应存放于（　　）
92. 水溶性基制软膏应存放于（　　）
93. 硫酸阿托品注射液应存放于（　　）

A. 同一药物，剂型不同，其起效的快慢、作用强度和持续时间不同
B. 同一药物，制成同一剂型，由于制备工艺不同而表现不同
C. 同一药物，制成同一剂型，由于处方组成不同而表现不同
D. 同一药物，剂型不同，其副作用、毒性不同
E. 同一药物，剂型不同，药物的作用不同

94. 氨茶碱注射剂和片剂所表现的是（　　）
95. 酒石酸锑钾制成的注射剂和口服剂所表现的是（　　）
96. 醋酸氯己定水溶液和栓剂所表现的是（　　）
97. 吲哚美辛片剂和栓剂所表现的是（　　）

药品不良反应（ADR）的机制和影响因素错综复杂，遇到可以 ADR 时，需要进行因果关系评价。

A. 肯定　　　　　　　　　B. 很可能
C. 可能　　　　　　　　　D. 可能无关
E. 无法评价

98. 患者，男，32岁，因细菌性扁桃体炎口服阿莫西林胶囊，出现全身瘙痒。立即停药，无特殊治疗，患者症状逐渐好转，为再给阿莫西林胶囊治疗，该 ADR 的因果关系评价结果是(　　)
99. 患者，男，45岁，因男性乙型肝炎给予干扰素治疗，治疗1个月后，患者出现脱发，停用干扰素后，脱发症状好转，再次给予干扰素治疗，患者再次出现脱发。该 ADR 的因果关系评价结果是(　　)
100. 患者，男，45岁，因社区获得性肺炎入院。入院时9月8日查血常规提示：血小板（PLT）88×10^9/L。9月9日开始给予左氧氟沙星抗感染治疗一周后肺炎治愈，9月11查血小板（PLT）90×10^9/L。9月20日查血常规提示：血小板（PLT）92×10^9/L，患者既往血常规情况不详。该患者血小板减少与氧氟沙星的因果关系评价结果是(　　)

三、**C 型题**（综合分析选择题。3 道大题共 10 小题，每小题 1 分。每题的备选答案中只有一个最佳答案）

患者，女性，37岁，4年来每月月经来时经量多，有困倦、乏力的症状，面色较苍白。

检查可见：血红蛋白 80g/L，呈小细胞低色素性贫血，白细胞 7×10^9/L，血小板 120×10^9/L，血清铁为 300μg/L。

101. 根据临床表现，该患者可诊断为（　　）
    A. 溶血性贫血　　　　　　　　B. 再生障碍性贫血
    C. 缺铁性贫血　　　　　　　　D. 巨幼红细胞性贫血
    E. 白血病

102. 该患者治疗应首选（　　）
    A. 输血　　　　　　　　　　　B. 硫酸亚铁口服
    C. 维生素 B_{12} 肌内注射　　　D. 骨髓移植
    E. 右旋糖酐铁肌注

103. 关于治疗过程中用药的注意事项，下列说法正确的是（　　）
    A. 正常人维持体内铁平衡需要每天从食物摄铁 2～2.5mg
    B. 钙剂可促进铁剂吸收
    C. 尽量空腹服用亚铁盐，以促进吸收
    D. 缺铁性贫血者铁剂的吸收率为 45%
    E. 碳酸氢钠抑制铁剂吸收

患者，男性，55 岁，5 小时前参加完朋友的婚礼后，突然感到左脚第 1 跖趾关节剧痛，3 小时后局部出现了红、肿、热、痛和活动困难等症状。实验室检查：血尿酸 500mol/L；足部 X 线显示为非特征性软组织肿胀。

104. 该患者可能诊断为（　　）
    A. 假性痛风　　　　　　　　　B. 风湿性关节炎
    C. 急性痛风性关节炎　　　　　D. 化脓性关节炎
    E. 类风湿关节炎

105. 该患者宜首选的药物为（　　）
    A. 丙磺舒　　　　　　　　　　B. 秋水仙碱
    C. 泼尼松　　　　　　　　　　D. 别嘌醇
    E. 苯溴马隆

106. 为缓解患者剧痛，应首选（　　）
    A. 阿司匹林　　　　　　　　　B. 对乙酰氨基酚
    C. 吗啡　　　　　　　　　　　D. 布洛芬
    E. 尼美舒利

患者，女性，38 岁。在工作中中毒，但不清楚中毒的原因。

107. 若该患者因皮肤接触腐蚀性毒物中毒，应如何处理（　　）
    A. 须用凉水冲洗，且冲洗的时间要达 5～10 分钟
    B. 须用酒精冲洗，且冲洗的时间要达 10～20 分钟
    C. 须用中和液或解毒液冲洗，且冲洗的时间要达 15～30 分钟

D. 须用解毒液冲洗,且冲洗的时间要达 30 分钟以上
E. 须用植物油冲洗,且冲洗的时间要达 40 分钟以上

108. 若该患者误服毒物不久,神志尚清醒,对其进行治疗的首要措施是（　　）
    A. 吸氧   B. 导泻与洗肠
    C. 静脉补液   D. 催吐、洗胃
    E. 清除皮肤、黏膜上的毒物

109. 正常情况下,以洗胃方式解救毒物中毒的有效时间是（　　）
    A. 中毒后 6~8 小时   B. 毒物进入体内 6~8 小时
    C. 中毒后 4~6 小时   D. 毒物进入体内 6 小时以内
    E. 毒物经口进入体内 6 小时以内

110. 以下关于中毒后药物拮抗的选项中,属于物理性拮抗的是（　　）
    A. 药用炭吸附   B. 二巯丙醇"驱汞"治疗
    C. 弱碱中和强酸   D. 阿托品拮抗有机磷中毒
    E. 毛果芸香碱拮抗颠茄碱类中毒

四、X 型题（多项选择题。共 10 题,每题 1 分。每题的备选答案中有 2 个或 2 个以上正确,少选或多选均不得分）

111. 药师应当对处方用药适宜性进行审核,审核内容包括（　　）
    A. 规定必须做皮试的药品,处方医师是否注明过敏试验及结果的判定
    B. 处方用药与临床诊断的相符性
    C. 剂量、用法和疗程的正确性
    D. 选用剂型与给药途径的合理性
    E. 是否有潜在临床意义的药物相互作用和配伍禁忌

112. 下列关于烫伤救治措施说法不正确的是（　　）
    A. 创面及时外涂甲紫溶液预防感染
    B. I 度烫伤可冷敷后外涂烧伤膏
    C. 可用清洁塑料薄膜覆盖创面,以防创面感染
    D. 烫伤患者的镇痛、镇静药物首选氯丙嗪
    E. 失水较多的患者应多饮白开水或无盐饮料

113. 患者用药咨询中,药师应主动向患者提供咨询的几种情况有（　　）
    A. 患者同时使用 2 种或 2 种以上含同一成分的药品时;或合并用药较多时
    B. 使用麻醉药品、精神药品的患者;或应用特殊药物（抗生素、抗真菌药、双膦酸盐、镇静催眠药、抗精神病药等）者
    C. 病情需要,处方中配药剂量超过规定剂量时（需医师双签字）;处方中用法用量与说明书不一致时
    D. 患者正在使用的药物中有配伍禁忌或配伍不当时（如有明显配伍禁忌时应第一时间联系该医师以避免纠纷的发生）
    E. 当患者依从性不好时;或患者认为疗效不理想时或剂量不足以有效时

114. 血清白蛋白和球蛋白的比值（A/G）减少可见于下列哪些疾病（　　）
   A. 慢性肝炎
   B. 肾病综合征
   C. 类风湿性关节炎
   D. 红斑狼疮
   E. 急性大出血

115. 下列选项中，对痤疮的临床表现，叙述正确的有（　　）
   A. 只表现在前额和颜面上，胸部、背部、上臂不会受累
   B. 初期为散在性红斑或水疱，水疱壁透明
   C. 多为散在与毛囊一致的黑色丘疹，挤压后可有黄白色脂性栓排出
   D. 炎症较重时，可长久存在，亦可逐渐吸收或溃疡形成窦道
   E. 分泌物干后形成蜜黄色或污黄色痂，愈后无瘢痕

116. 下列选项中，关于碘解磷定的用法用量正确的是（　　）
   A. 轻度中毒：静注0.4g，必要时2小时后重复给药1次
   B. 中度中毒：静注0.8～1g，以后每小时给0.4～0.8g
   C. 重度中毒：快速静注1.0～1.2g，30分钟后如不显效，可重复给药
   D. 治疗好转后逐步停药
   E. 用于重症解救时，可与氯磷定合用

117. 巴比妥类药物的急性中毒表现包括（　　）
   A. 中枢神经系统症状
   B. 呼吸系统症状
   C. 循环系统症状
   D. 心血管系统症状
   E. 神经系统症状

118. 下列关于中草药的保管方法正确的是（　　）
   A. 中草药的保管以防止霉变及防止虫蛀两项更为重要
   B. 对批量大的中药材可以干燥后打成压缩包
   C. 中药库必须加有防鼠设备
   D. 药材进库前可用杀虫剂进行喷洒
   E. 应该严格控制中药材的水分及库房的温度、湿度

119. 下列选项中，属于药物警戒的工作内容的有（　　）
   A. 进行药品价格监测
   B. 对药物的风险/效益进行定量评估和分析
   C. 监测药品不良反应的动态和发生率
   D. 确定风险因素，探讨不良反应机制
   E. 早期发现未知（新的）严重不良反应和药物相互作用，提出新信号

120. 下列哪些情况不宜采用洗胃（　　）
   A. 中毒引起的惊厥未被控制之前
   B. 强腐蚀剂中毒患者
   C. 口服巴比妥类药物中毒患者
   D. 口服阿片类药物中毒患者
   E. 挥发性烃类化合物（如汽油）口服中毒患者

模拟试卷（二）参考答案及解析

一、A 型题

1. 【试题答案】 E

【试题解析】 本题考查要点是"用药咨询服务的对象"。用药咨询是应用药师所掌握的药学知识和药品信息，包括药理学、药效学、药动学、毒理学、药品安全信息等，承接医务人员和公众对药物治疗和合理用药的咨询服务。药品咨询从最初的提供药品资讯给医护人员，发展至对患者给出建议、提供用药的说明及宣教等。根据药物咨询对象的不同，可以将其分为患者、医师、护士和公众的用药咨询。选项 E 的"药师"不属于用药咨询服务对象的范畴。因此，本题的正确答案为 E。

2. 【试题答案】 B

【试题解析】 本题考查要点是"尿肌酐"。尿肌酐是体内肌酸代谢的最终产物，是脱水缩合物。由于肌酸经非酶促反应脱水，生成的绝大部分肌酐由肾小球滤出，肾小管不重吸收，排泄至尿液中，所以人体每日的肌酐排出量较为恒定。因此，本题的正确答案为 B。

3. 【试题答案】 C

【试题解析】 本题考查要点是"人体健康常用参数"。人体健康常用参数：体重指数（BMI）＝体重（kg）／身高^2（m^2）。因此，本题的正确答案为 C。

4. 【试题答案】 E

【试题解析】 本题考查要点是"引起丙氨酸氨基转移酶（ALT，GPT）升高的疾病"。丙氨酸氨基转移酶是一组催化氨基酸与 α-酮酸间氨基转移反应的酶类，旧称谷丙转氨酶（GPT），ALT 的测定可反映肝细胞损伤程度。ALT 升高常见于以下疾病：①肝胆疾病：传染性肝炎、中毒性肝炎、肝癌、肝硬化活动期、肝脓疡、脂肪肝、梗阻性黄疸、胆汁淤积或瘀滞、胆管炎、胆囊炎。其中慢性肝炎、脂肪肝、肝硬化、肝癌者轻度上升或正常。②其他疾病：急性心肌梗死、心肌炎、心力衰竭时的肝脏淤血、骨骼肌病、传染性单核细胞增多症、胰腺炎、外伤、严重烧伤、休克等。只有选项 E 的"慢性肾炎"不会引起丙氨酸氨基转移酶（ALT、GPT）升高。因此，本题的正确答案为 E。

5. 【试题答案】 C

【试题解析】 本题考查要点是"血脂异常初期的临床表现"。一般来说，高脂血症的临床表现包括两个方面：脂质在真皮内沉积所引起的黄色瘤，脂质在血管内皮沉积所引起的动脉硬化。但黄色瘤发生率并不高；脂质在血管内皮沉积需要较长时间才能观察出来。高脂血症病人初始常无任何症状和体征。因此，本题的正确答案为 C。

6. 【试题答案】 C

【试题解析】 本题考查要点是"假劣药事件"。"亮菌甲素事件"属于假劣药事件。因此，本题正确答案为 C。

7.【试题答案】 A

【试题解析】本题考查要点是"药源性疾病"。咖啡因及含咖啡因药物（如复方氨酚烷胺胶囊、复方酚咖伪麻胶囊等）、哌甲酯等中枢神经系统兴奋药也可通过兴奋交感神经使血压升高，或通过肾素-血管紧张素-醛固酮系统激活升高血压（比如雌激素避孕药）。因此，本题的正确答案A。

8.【试题答案】 E

【试题解析】本题考查要点是"红细胞沉降率增快的临床意义"。红细胞沉降率生理性增快：见于女性月经期、妊娠3个月以上（至分娩后3周内）。病理性增快见于：①炎症：结核病、急性细菌性感染所致的炎症，活动期血沉常增快，当病情好转或稳定，血沉也逐渐恢复正常。②组织损伤及坏死：心肌梗死血沉明显增快，心绞痛时血沉多正常。较大的手术或创伤可致血沉加速，多于2~3周恢复正常。③恶性肿瘤：迅速增长的恶性肿瘤血沉增快，而良性肿瘤血沉多正常。④各种原因造成的高球蛋白血症：如慢性肾炎、肝硬化、系统性红斑狼疮、巨球蛋白血症、亚急性细菌性心内膜炎。多发性骨髓瘤的血浆中出现大量异常球蛋白，血沉加速非常显著，因而血沉为重要诊断指标之一。⑤贫血：血沉增快与贫血程度相关，贫血越严重，血沉增快越明显。但是当低色素性贫血时，因红细胞体积较小，血红蛋白量不足而血沉缓慢；遗传性球形细胞增多症、镰形细胞性贫血时，红细胞形态不利于缗钱状聚集，血沉反而减慢。⑥高胆固醇血症。根据第②点可知，选项E中"心绞痛"时，血沉多正常。因此，本题的正确答案为E。

9.【试题答案】 C

【试题解析】本题考查要点是"通过血液或腹膜透析清除的药物"。血液和腹膜透析均可清除的药物：阿米卡星、庆大霉素、卡那霉素、奈替米星、链霉素、妥布霉素、氟胞嘧啶、头孢拉定、头孢噻吩、氨曲南、异烟肼、甲基多巴、米诺地尔、阿司匹林、硝普钠、锂盐、甲丙氨酯、苯巴比妥。所以，选项A、B、E、D均符合题意。选项C的"头孢唑林"属于能由血液透析清除但不能由腹膜透析清除的药物。因此，本题的正确答案为C。

10.【试题答案】 C

【试题解析】本题考查要点是"嗜酸性粒细胞增减的临床意义"。嗜酸性粒细胞具有变形运动和吞噬功能，可吞噬抗原抗体复合物或细菌。嗜酸性粒细胞可释放组胺酶，抑制嗜酸性粒细胞及肥大细胞中活性物质的合成与释放，或灭活上述物质。其增多的临床意义在于：①过敏性疾病：支气管炎、支气管哮喘、荨麻疹、药物性皮疹、血管神经性水肿、食物过敏、热带嗜酸性粒细胞增多症、血清病、过敏性肺炎等；②皮肤病与寄生虫病：牛皮癣、湿疹、天疱疮、疱疹样皮炎、真菌性皮肤病、肺吸虫病、钩虫病、包囊虫病、血吸虫病、丝虫病、绦虫病等；③血液病：慢性粒细胞性白血病、嗜酸性粒细胞性白血病等。嗜酸性粒细胞减少见于伤寒、副伤寒、大手术后、严重烧伤等应激状态。所以，伤寒时嗜酸性粒细胞不升高，反而降低。因此，本题的正确答案为C。

11. 【试题答案】 C

【试题解析】沙眼主要应用滴眼剂治疗，《国家非处方药目录》收录的治疗沙眼的制剂有磺胺醋酰钠、硫酸锌、酞丁安滴眼液和红霉素眼膏、金霉素眼膏。因此，本题的正确答案为C。

12. 【试题答案】 C

【试题解析】本题考查要点是"引起丙氨酸氨基转移酶（ALT，GPT）升高的药物"。服用有肝毒性的药物或接触某些化学物质，如氯丙嗪、异烟肼、奎宁、水杨酸、氨苄西林、利福平、四氯化碳、乙醇、汞、铅、有机磷等亦可使ALT活力上升。常见可致ALT活力上升的其他药物主要有：①抗生素，四环素、利福平、林可霉素、克林霉素、羧苄西林、苯唑西林、氯唑西林、多黏菌素、头孢呋辛、头孢美唑、头孢曲松、头孢哌酮、头孢他啶、拉氧头孢、头孢地嗪、亚胺培南/西司他丁钠等均偶可引起血清AST或ALT升高。尤其红霉素类的酯化物可致肝毒性，常在用药后10～12日出现肝肿大、黄疸、AST或ALT升高等胆汁淤积表现。其中依托红霉素对肝脏的损害比红霉素大，主要表现为AST或ALT升高。②抗真菌药，氟康唑、伊曲康唑等可致血清AST一过性升高。灰黄霉素大剂量时有肝毒性，可见AST或ALT升高，个别人出现胆汁淤积性黄疸。酮康唑偶可发生肝毒性，表现为乏力、黄疸、深色尿、粪色白、疲乏、AST及ALT一过性升高，另有引起急性肝萎缩而致死的报道。③抗病毒药，阿昔洛韦、泛昔洛韦可致ALT及AST升高。④血脂调节药，应用HMG-CoA还原酶抑制剂（他汀类血脂调节药）连续1年以上者有2%～5%可观察到无症状的AST及ALT异常。因此，本题的正确答案为C。

13. 【试题答案】 A

【试题解析】本题考查要点是"阿昔洛韦的用法用量"。尽早应用。首选阿昔洛韦，0.4g，每日5次口服，疗程7～10天。因此，本题的正确答案为A。

14. 【试题答案】 D

【试题解析】本题考查要点是"原发性痛经的发病原因"。原发性痛经的发病原因可能与下列因素有关：①内分泌因素，痛经多发生在有排卵月经期，此时在孕激素作用下，子宫内膜能分泌前列腺素，释放出来的前列腺素使子宫肌肉收缩，导致子宫缺血和疼痛。②子宫位置异常、子宫颈管狭窄等造成经血流通不畅而引起痛经。③精神紧张、忧郁、恐惧等精神因素可使痛阈降低，条件反射也会造成痛经。因此，本题的正确答案为D。

15. 【试题答案】 E

【试题解析】本题考查要点是"药源性疾病中的患者遗传因素"。药源性疾病个体间的显著差异与遗传因素有关。如苯妥英钠由羟化酶代谢，苯妥英钠在羟化酶正常人群中，其血浆半衰期为30～40小时。正常人的日剂量为600mg，而羟化酶缺乏者日剂量300mg即可引起明显的神经毒性。所以，选项E符合题意。选项A属于患者年龄因素，选项B属于患者性别因素，选项C属于患者基础疾病因素，选项D属于患者不良生活方式。因此，本题的正确答案为E。

16.【试题答案】 A

【试题解析】本题考查要点是"血清尿素氮（BUN）的正常参考区间"。血清尿素氮的正常参考区间为：成人3.2～7.1mmol/L；婴儿、儿童1.8～6.5mmol/L。因此，本题的正确答案为A。

17.【试题答案】 B

【试题解析】本题考查要点是"药物的滴注速度"。万古霉素不宜肌内注射或直接静脉注射，滴注速度过快可以导致由组胺引起的非免疫性与剂量相关反应（出现红人综合征），突击性大量注射，可致严重低血压。因此应控制滴注速度，每1g至少加入200mL液体，静脉滴注时间控制在2小时以上。静脉滴注时间应控制在1小时以上的药物有林可霉素、克林霉素、多黏菌素B、氯霉素、红霉素、甲砜霉素、磷霉素、环丙沙星、氧氟沙星、左氧氟沙星、莫西沙星、培氟沙星、异烟肼、对氨基水杨酸钠、两性霉素B、卡泊芬净、氟康唑、球红霉素去氧胆酸钠等。因此，本题的正确答案为B。

18.【试题答案】 E

【试题解析】本题考查要点是"常用降压药的剂量"。降血压药物氢氯噻嗪的每天剂量为6.25～25mg；硝苯地平的每天剂量为10～30mg；利血平的每天剂量为0.05～0.25mg；比索洛尔的每天剂量为2.5～10mg；吲哒帕胺的每天剂量为0.625～2.5mg。因此，本题的正确答案为E。

19.【试题答案】 B

【试题解析】本题考查要点是"苯二氮䓬类镇静催眠药中毒的救治措施"。苯二氮䓬类镇静催眠药中毒的救治措施有：①误服大量此类药物应立即催吐、洗胃、硫酸钠导泻，以排除药物。②血压下降时，选用升压药如去甲肾上腺素、间羟胺等。③输液，保持体液平衡并促进药物从肾脏排出。④呼吸抑制时给氧，必要时做人工呼吸，酌用呼吸中枢兴奋药如尼可刹米等。一般情况下对症支持治疗是足够的，需注意的是血液透析和血液灌流疗法不能清除血液中的本类药品。因此，本题的正确答案为B。

20.【试题答案】 D

【试题解析】本题考查要点是"处方核查的内容"。处方药品调配完成后由另一药师进行核查。内容包括再次全面认真地审核一遍处方内容，逐个核对处方与调配的药品、规格、剂量、用法、用量是否一致，逐个检查药品的外观质量是否合格（包括形状、色泽、嗅味、澄清度）及有效期等，上述各项均应确认无误，检查人员签字。因此，本题的正确答案为D。

21.【试题答案】 D

【试题解析】本题考查要点是"急性乙醇中毒的常用解毒药"。纳洛酮能解除酒精中毒的中枢抑制，并能促进乙醇体内转化，缩短昏迷时间，有催醒作用。可肌肉或静脉注射，每次0.4～0.8mg，静脉注射1～2分钟即可达到峰浓度，必要时可间隔1小时重复给药。因此，本题的正确答案为D。

22.【试题答案】 E

【试题解析】本题考查要点是"阿片类药物中毒时的救治措施"。发现阿片类药物中毒后首先明确进入途径,以便尽快排出毒物。①如系口服中毒,以 1:2000 高锰酸钾溶液洗胃,以硫酸镁溶液或硫酸钠溶液导泻,中毒较久的口服中毒患者,因为幽门痉挛可能有少量药物长时间滞留在胃内,仍应洗胃,禁用阿朴吗啡催吐。如系皮下注射过量吗啡中毒,迅速用止血带扎紧注射部分上方,局部冷敷。②静脉滴注葡萄糖氯化钠注射液,促进排泄,防止脱水,注意保温。③有呼吸抑制时,保持呼吸道畅通和积极有效吸氧,给予阿托品刺激呼吸中枢。应防止吸入性肺炎。④救治期间,禁用中枢兴奋剂(士的宁等),因其可与吗啡类对中枢神经的兴奋作用相加而诱发惊厥。也不可用阿朴吗啡催吐,以免加重中毒。⑤重度中毒患者可给予血液透析和血液灌流治疗。慢性中毒治疗在 2～3 周之内逐渐撤药。根据第④点可知,选项 E 符合题意。因此,本题的正确答案为 E。

23. 【试题答案】 D

【试题解析】氯苯那敏有抗胆碱作用,对患有良性前列腺增生症的老年男性可能引起尿潴留,给药时应予注意。因此,本题的正确答案为 D。

24. 【试题答案】 E

【试题解析】本题考查要点是"可能引起儿童神经系统不良反应的药物"。儿童期由于血脑屏障尚未发育完全,通透性较强,导致某些药物容易透过血脑屏障,这对于治疗儿童颅内疾患有一定益处。但是如果药品选择使用不当则容易引起神经系统不良反应。如抗组胺药、氨茶碱、阿托品等可致昏迷及惊厥;氨基糖苷类抗生素引起第 8 对脑神经损伤;四环素、维生素 A 等可致婴幼儿良性颅压增高、囟门隆起等。因此,本题的正确答案为 E。

25. 【试题答案】 A

【试题解析】本题考查要点是"有机磷农药中毒的症状"。有机磷农药中毒所出现的症状大致可分为毒蕈碱样症状、烟碱样症状及中枢神经系统症状三大症候群。①毒蕈碱样症状:是由于副交感神经异常兴奋,导致内脏平滑肌、腺体以及汗腺等兴奋,产生与毒蕈碱中毒类似的症状。表现为食欲缺乏、恶心、呕吐、腹痛、腹泻、瞳孔缩小、视力模糊、多汗、流涎、支气管痉挛、呼吸道分泌物增多、呼吸困难、发绀等。②烟碱样症状:由于交感神经与运动神经受到刺激,导致交感神经节及横纹肌兴奋性增加而引起的症状。主要表现为肌肉震颤、抽搐、肌无力、心率加快、血压升高等。③中枢神经系统症状:主要表现为眩晕、头痛、倦乏无力、烦躁不安、发热、失眠、震颤、精神恍惚、言语不清、惊厥、昏迷等。根据第①点可知,选项 A 符合题意。因此,本题的正确答案为 A。

26. 【试题答案】 E

【试题解析】本题考查要点是"干扰素治疗的禁忌证"。干扰素治疗的禁忌证:妊娠、精神病史(如严重抑郁症)、未能控制的癫痫、未戒断的酗酒/吸毒者、未经控制的自身免疫性疾病、失代偿期肝硬化、有症状的心脏病、治疗前中性粒细胞百分比 <0.1 和(或)血小板计数 $<50 \times 10^9$/L。相对禁忌证包括:甲状腺疾病、视网膜病、银屑病、既往抑郁症史、未控制的糖尿病、高血压、总胆红素 >51mmoL/L(特别是以间接胆红素为主者)。因此,本题的正确答案为 E。

27.【试题答案】　B

【试题解析】本题考查要点是"阿片类药物中毒的首选拮抗药"。纳洛酮和烯丙吗啡为阿片类药物中毒的首选拮抗剂，其化学结构与吗啡相似，但与阿片受体的亲和力大于阿片类药物，能阻止吗啡样物质与受体结合，从而消除吗啡等药物引起的呼吸和循环抑制等症状。因此，本题的正确答案为 B。

28.【试题答案】　C

【试题解析】本题考查要点是"依据生物钟规律而设定合理的给药时间"。人体生物钟规律之一是夜间睡眠中肝脏合成胆固醇，故睡前服用调节血脂药合理、效果最好。其余 4 个备选答案都是依据"减少不良反应、确保药效"而设定的。"清晨服用驱虫药"是增加药物与作用对象（寄生虫）接触、减少人体吸收；"餐前服用氢氧化铝凝胶"是使药物充分黏附胃黏膜以保护、免受或减轻就餐食物的刺激；非甾体抗炎药刺激性强、对胃黏膜损伤重，"餐后服用"可避免或减轻其对胃黏膜的刺激与损伤；熊去氧胆酸能增加胆汁酸分泌、降低胆汁中胆固醇（酯），用于不宜手术治疗的胆固醇结石症；食物可减少人体胆固醇分泌，有利于胆结石溶解，"早晚餐中服用"效果最佳。因此，本题的正确答案为 C。

29.【试题答案】　D

【试题解析】本题考查要点是"急性乙醇中毒的分期"。乙醇急性中毒成人大致可分为三期，即兴奋期、共济失调期和昏睡期，各期的界限不很分明，由前一期转向后一期的快慢亦不同。①兴奋期：眼部充血，面部潮红或苍白，眩晕，欣快感，啼笑无常，易感情用事，无忧无虑，有时行动天真，有时粗鲁无礼，或谈论滔滔，或静寂入睡等。②共济失调期：兴奋后，患者的动作逐渐笨拙，身体不稳，步态蹒跚，神志错乱，语无伦次，咬字不清等。③昏睡期：患者沉睡，呼吸缓慢而有鼾声，颜面苍白，皮肤湿冷，口唇微紫，瞳孔正常或散大，心率加快，血压、体温下降，或有呕吐，大小便失禁，偶有脑水肿。如有延脑受抑制，则可引起呼吸和血管运动中枢麻痹，因而发生呼吸衰竭和循环衰竭，甚至引起死亡。因此，本题的正确答案为 D。

30.【试题答案】　E

【试题解析】本题考查要点是"缺铁性贫血各种铁制剂的含铁量"。缺铁性贫血患者常用的铁制剂以二价铁形式吸收（主要从十二指肠吸收），酸性环境可促进铁的吸收，抗酸剂减少铁的吸收，掌握各种铁制剂的含铁量是药学人员必须掌握的知识。其中右旋糖酐铁的含铁量为 27%~30%，不是 35.5%，琥珀酸亚铁的含铁量为 35.5%。所以，选项 E 的叙述是不正确的。因此，本题的正确答案为 E。

31.【试题答案】　D

【试题解析】本题考查要点是"甲氨蝶呤的用法用量"。甲氨蝶呤口服、肌注或静注均有效。多采用每周 1 次给药。常用剂量为 7.5~25mg/w。因此，本题的正确答案为 D。

32. 【试题答案】　C

【试题解析】本题考查要点是"营养不良处方药及用药注意事项"。注意断章取义容易误导解题思路。依据肠内营养剂的剂型与给药途径特点分析。肠内营养剂经口给药、补充营养，服用量大、疗程长，从消费者角度考虑是不会储存在冰箱内的。选项C是由"药品在25℃以下密闭保存，开启后冰箱内（2~10℃）保存并于24小时内用完"错误组合而成。因此，本题的正确答案为C。

33. 【试题答案】　A

【试题解析】本题考查要点是"尿比重的含义"。尿比重系指在4℃时尿液与同体积纯水的重量之比。在正常情况下，人体为维持体液和电解质的平衡，通过肾脏排出水分和多种固体物质进行调节。尿比重数值的大小取决于尿液中溶解物质（尿毒、氯化钠）的浓度，其中尿毒主要反映食物中蛋白质的含量；氯化钠反映盐的含量。尿比重是最能反映肾功能的指标。因此，本题的正确答案为A。

34. 【试题答案】　C

【试题解析】本题考查要点是"抗溃疡药的分类"。选项A的"西咪替丁"属于组胺H_2受体阻断剂，其具有明显缓解溃疡疼痛和促进溃疡愈合的功效。选项B的"哌仑西平"属于胆碱受体阻断剂，具有高度的选择性，抑制胃酸分泌的作用强。选项D的"雷贝拉唑"属于质子泵抑制剂，可降低胃酸分泌，抑制了胃酸形成的最后步骤。选项E的"丙谷胺"属于胃泌素受体阻断剂，可抑制胃酸和胃蛋白酶的分泌，对胃黏膜具有保护作用。以上几个选项均属于口服抑酸剂。选项C的"氢氧化铝"属于抗酸药，为弱碱性药物，服后可中和或吸附胃酸，减少或解除胃酸对胃及十二指肠黏膜的刺激，减轻疼痛，有利于溃疡面的愈合。因此，本题的正确答案为C。

35. 【试题答案】　C

【试题解析】本题考查要点是"心脑血管事件二级预防的首选药物"。阿司匹林在急性冠脉综合征、急性心肌梗死、缺血脑卒中、短暂性脑缺血发作的一、二级预防中，具有不可替代的、举足轻重的作用。因此，本题的正确答案为C。

36. 【试题答案】　D

【试题解析】本题考查要点是"氰化物中毒的解救"。解救氰化物中毒时亚甲蓝应与硫代硫酸钠交替使用，大剂量时可出现全身发蓝。因此，本题的正确答案为D。

37. 【试题答案】　A

【试题解析】本题考查要点是"进餐时服用可减少脂肪吸收的药品"。奥利司他为特异性胃肠道脂肪酶抑制剂，治疗肥胖症和2型糖尿病，进餐时服用可减少脂肪吸收，有利于体重减轻，故答案选A。非诺贝特、苯扎贝特、吉非贝齐、阿昔莫司均为血脂调节药，适宜晚间服药。因此，本题的正确答案为A。

38. 【试题答案】　E

【试题解析】本题考查要点是"清除未吸收的毒物的注意事项"。中毒毒物进入体内时间在4~6小时之内应洗胃,超过4~6小时毒物大多吸收,但是如果服毒量很大或者毒物过多,或所服毒物存在胃-血-胃循环,尽管超过6小时,仍有洗胃的指征。因此,本题的正确答案为E。

39.【试题答案】 C

【试题解析】本题考查要点是"特殊解毒剂二巯丁二钠的适应证"。二巯丁二钠(二巯琥珀酸钠)主要用于锑、铅、汞、砷的中毒治疗,并预防镉、钴、镍的中毒。所以,选项C符合题意。选项A的"盐酸烯丙吗啡"主要用于吗啡、哌替啶急性中毒的解救。选项B的"谷胱甘肽"主要用于丙烯腈、氟化物、一氧化碳、重金属等中毒。选项D的"氯丙嗪"不属于解毒剂。选项E的"亚甲蓝"主要用于氰化物中毒。因此,本题的正确答案为C。

40.【试题答案】 A

【试题解析】本题考查要点是"处方的种类"。处方按其性质分为法定处方和医师处方。①法定处方:主要指《中华人民共和国药典》、国家食品药品监督管理局颁布标准收载的处方,具有法律的约束力。②医师处方:是医师为患者诊断、治疗和预防用药所开具的处方。根据第①点可知,选项A符合题意。因此,本题的正确答案为A。

二、B型题

41~44.【试题答案】 A、C、B、D

【试题解析】本组题考查要点是"总蛋白、白蛋白和球蛋白的参考范围"。血清总蛋白为白蛋白和球蛋白之和,白蛋白由肝脏细胞合成。球蛋白又分为α_1球蛋白、α_2球蛋白、β球蛋白和γ球蛋白。血清蛋白具有维持正常的血浆胶体渗透压、运输、机体免疫、凝血和抗凝血及营养等生理功能。参考范围:①总蛋白(TP)双缩脲法:新生儿46~70g/L,成人60~80g/L;②白蛋白溴甲酚氯法:新生儿28~44g/L,成人35~55g/L;③球蛋白:20~30g/L;④A/G比值:1.5:1~2.5:1。

45~48.【试题答案】 E、C、A、B

【试题解析】本组题考查要点是"老年人常用药物的不良反应"。老年人硒补充过多,可致慢性中毒,引起恶心、呕吐、毛发脱落、指(趾)甲异常。抗心绞痛药物如硝酸甘油可引起头晕、头胀痛、心率加快,可诱发或加重青光眼。镇静安眠药(地西泮)易引起神经系统抑制,表现有思睡、四肢无力、神经模糊及口齿不清等。长期应用苯二氮䓬类药物可使老年人出现抑郁症。长期服用吲哚美辛可导致胃出血,呕吐咖啡色物及黑便。抗心律失常药如胺碘酮可出现室性心动过速。美西律可出现眩晕、低血压、手足震颤、心动过速和房室传导阻滞。

49~51.【试题答案】 A、C、B

【试题解析】本组题考查要点是"发热的临床表现"。起病缓慢,持续发热(稽留热),无寒战、脉缓、玫瑰疹、肝脾肿大,可能伴有伤寒。如为长期找不出原因的低热,一般为功能性发热,应该认真治疗。所以,在斑疹伤寒或伤寒高热期会出现稽留热;发热可有间歇期，表现有间歇发作的寒战、高热，继之大汗，可能是化脓性感染或疟疾。所以，疟疾时会出现间歇型。持续高热，如24小时内持续在39～40℃，居高不下，伴随寒战、胸痛、咳嗽、吐铁锈痰，可能伴有肺炎。所以，支气管肺炎会出现弛张热。

52～53.【试题答案】 A、E

【试题解析】本组题考查要点是"用药指导"。他汀类调脂药由于胆固醇主要在夜间合成，夜间服药比白天更加有效。胃黏膜保护剂如硫糖铝、果胶铋等，服药后在胃中形成保护膜，服药后1小时内尽量不要喝水，避免保护层被水冲掉。

54～56.【试题答案】 B、E、E

【试题解析】本组题考查要点是"糖尿病的药物治疗"。格列齐特作用缓和，适用于伴高血脂的2型糖尿病者。对妊娠和哺乳期妇女、患有急性病症如心肌梗死、大手术、严重创伤、烧伤者，可短期改用胰岛素治疗。

57～59.【试题答案】 D、E、A

【试题解析】本组题考查要点是"易受光线、湿度、温度影响而变质的药品的保管方法"。对易吸湿的药品，可用玻璃瓶软木塞塞紧、蜡封、外加螺旋盖盖紧。对易挥发的药品，应密封，置于阴凉干燥处。易受光线影响而变质的药品，需要避光保存，应放在阴凉干燥、阳光不易直射到的地方。门、窗可悬挂遮光用的黑布帘、黑纸，以防阳光照射。可采用棕色瓶或用黑色纸包裹的玻璃器包装，以防止紫外线的透入。

60～62.【试题答案】 A、B、E

【试题解析】本组题考查要点是"处方缩写词"。右眼是OD.；左眼OS.；双眼是OU.；适量是qs.；立即是St.。

63～67.【试题答案】 A、B、C、D、E

【试题解析】本组题考查要点是"胰岛素与胰岛素类似物的作用峰时"。速效胰岛素的作用峰时为0.6～1.5小时；普通胰岛素的作用峰时为1.5～4小时；正规胰岛素的作用峰时为0.25～0.5小时；中效低精蛋白锌胰岛素的作用峰时为6～12小时；慢效精蛋白锌胰岛素的作用峰时为14～20小时。

68～71.【试题答案】 D、E、A、C

【试题解析】本组题考查要点是"粪外观的临床意义"。稀糊状或水样粪便常由肠蠕动亢进、水分吸收不充分所致，见于各种肠道感染性或非感染性腹泻，或急性胃肠炎。若出现大量的黄绿色稀便并含有膜状物则应考虑伪膜性肠炎。大量稀水便也可见于艾滋病患者肠道孢子虫感染。细条便为直肠狭窄的表现，主要见于直肠癌。脓血便为下段肠道疾病的表现，主要见于细菌性痢疾、溃疡性结肠炎、直肠或结肠癌、阿米巴痢疾（以血为主，呈暗红果酱色）。陈状便主要见于过敏性肠炎、慢性菌痢等。鲜血便主要见于痔疮、肛裂、息肉等下消化道出血等。

72～76.【试题答案】 D、A、C、E、B

【试题解析】本组题考查要点是"处方中常见的外文缩写及含义"。"加"的外文缩写为Ad.；"加至"的外文缩写为Add.；"滴、量滴、滴剂"的外文缩写为gtt.；"液，溶液"的外文缩写为Liq.；"隔日1次"的外文缩写为qod.。

77～79.【试题答案】　C、A、E

【试题解析】本组题考查要点是"药源性疾病"。含有马兜铃酸的中药引致肾损害的主要特点是肾间质纤维化，从而可引起急、慢性肾小管间质性病变，可表现为急、慢性肾衰竭。慢性肾衰竭时可伴或不伴肾小管性酸中毒。在马兜铃酸引致的肾损害中以慢性肾衰竭最为多见，急性肾衰竭相对较少，而且部分急性肾衰竭可演变为慢性肾衰竭。引起粒细胞减少症的药物有：氯霉素、锑制剂、磺胺类、复方阿司匹林、吲哚美辛、异烟肼、甲硫氧嘧啶、丙硫氧嘧啶、氯氮平等。静脉滴注时间应控制在1小时以上的药物有林可霉素、克林霉素、氯霉素、红霉素等，快速静脉注射克林霉素，可引起的典型药源性疾病是呼吸抑制。

80～82.【试题答案】　B、E、A

【试题解析】本组题考查要点是"临床常见中毒物质与解救"。①禁用油类泻剂导泻的毒物是磷化锌，磷化锌口服中毒者，立即用1%硫酸铜溶液催吐。禁用阿朴吗啡。然后再用0.5%硫酸铜溶液或1∶2000高锰酸钾溶液洗胃，直至洗胃液无蒜味为止。洗胃后口服硫酸钠（忌用硫酸镁）30g导泻。禁用油类泻剂，也不宜用蛋清、牛奶、动植物油类。呼吸困难时给氧，并给氨茶碱。禁用胆碱酯酶复活剂。②香豆素类杀鼠药口服中毒者，应及早催吐、洗胃和导泻。注意洗胃禁用碳酸氢钠溶液。③阿片类药物中毒，如系口服中毒，以1∶2000高锰酸钾溶液洗胃，以硫酸镁溶液或硫酸钠溶液导泻，中毒较久的口服中毒患者，因为幽门痉挛可能有少量药物长时间滞留在胃内，仍应洗胃，禁用阿朴吗啡催吐。

83～84.【试题答案】　B、A

【试题解析】设所需的毫升数是X，根据题意列方程。10%X＝30%×100，X＝30。5%×500mL＝25。

85～88.【试题答案】　B、C、A、E

【试题解析】本组题考查要点是"药物经济学评价方法"。①最小成本分析，用于两种或多种药物治疗方案的选择，虽然只对成本进行量化分析但也需要考虑效果，这是最小成本分析与成本分析的区别，因为成本分析仅关注投入成本。最小成本分析可以为总体医疗费用的控制和医疗资源优化配置提供基本信息。②成本－效益分析，将药物治疗的成本与所产生的效益归化为以货币为单位的数字，用以评估药物治疗方案的经济性。③成本－效果分析：与成本－效益分析的差异在于，药物治疗的效果不以货币为单位表示，而是用其他量化的方法表达治疗目的，如延长患者生命时间等。④成本－效用分析：是更细化的成本效果分析，效用指标是指患者对某种药物治疗后所带来的健康状况的偏好（即主观满意程度），主要为质量调整生命年（QALY）或质量调整预期寿命两种，分别是生命年数或预期生命年数乘以这段时间内的健康效用值（权重值）。也即它不仅关注药物治疗的直接效果，同时关注药物治疗对患者生活质量所产生的间接影响，着重于析医疗成本与患者生活质量提升的关系。

89~93.【试题答案】　B、A、D、C、E

【试题解析】本组题考查要点是"药品的一般保管方法"。①人血液制品：胎盘球蛋白、人血丙种球蛋白、乙型肝炎免疫球蛋白、破伤风免疫球蛋白、人血清蛋白、人纤维蛋白原、健康人血浆需要在冷处贮存，所以血液制品应放在低温库。②易燃、易爆危险品应贮存于专用仓库中，即危险品库内，不得与其他药品同库贮存，并远离电源。同时应有专人负责保管。③抗菌药头孢克洛片及胶囊应存放于凉暗库。④水溶性基制软膏应存放于常温库。⑤硫酸阿托品注射液应存放于阴凉库。

94~97.【试题答案】　A、E、E、D

【试题解析】本组题考查要点是"剂型与疗效"。剂型与疗效表现为：①同一药物，剂型不同，其起效的快慢、作用强度和持续时间不同：氨茶碱为支气管扩张药，它可以制成几种不同的剂型，如注射剂、片剂、栓剂、长效剂等，它们的药理作用是相同的，但注射剂是速效的，适宜于哮喘发作时应用；片剂的作用时间是中等的，便于生产。②同一药物，剂型不同，药物的作用不同：有少数药物由于应用的剂型不同，其药理作用完全不同。例如酒石酸锑钾制成注射剂用于治疗血吸虫病，但少量口服却作为祛痰药；醋酸氯己定的水溶液或醇溶液为外用杀菌剂，但制成栓剂用于治疗阴道炎或宫颈糜烂有较好的治疗效果。③同一药物，剂型不同，其副作用、毒性不同：吲哚美辛开始用于临床时为片剂，其1日剂量为200~300mg，消炎镇痛作用虽然好，但发现较大的副作用，如头痛、失眠、呕吐、耳鸣、胃出血等，其副作用与服用剂量成正比。主要由于片剂在保存中逐渐硬化而影响崩解度，所以吸收量很低，生物利用差，而且剂量加大则副作用就更大。如制成胶囊剂给药，每日剂量为75mg，就能得到较好的治疗效果，副作用也比较少。如制成栓剂给药，就可避免药物直接作用于胃肠黏膜引起的一系列胃肠反应，特别是对于长期使用者用药更为安全。栓剂给药后的最高血药浓度虽只有口服的75%，但达到最高血药浓度的时间比口服快，临床证明疗效没有差别。④同一药物，同一剂型，不同厂家生产，由于处方组成及制备工艺不同，同一药物的同一剂型作用快慢、强度甚至疗效及副作用都有可能不同。如1968~1969年澳大利亚用苯妥英钠治疗癫痫患者时，曾发生广泛的苯妥英钠中毒，后查明其原因是在生产胶囊时用乳糖替代了原处方中的硫酸钙作为稀释剂，从而增加了苯妥英钠的吸收，提高了血药浓度，因而在服用相同剂量时引起中毒。有人测定7种地高辛片，都符合规定的崩解时限，但由于粒径、处方、工艺等变化，溶出速率有很大的差异。

98~100.【试题答案】　B、A、E

【试题解析】本组题考查要点是"药品不良反应监测的因果关系评价原则"。很可能：无重复用药史，余同"肯定"，或虽然有合并用药，但基本可排除合并用药导致反应发生的可能性。肯定：用药及反应发生时间顺序合理；停药以后反应停止，或迅速减轻或好转

（根据机体免疫状态，某些 ADR 反应可出现在停药数天以后）；再次使用，反应再现，并可能明显加重（即激发试验阳性）；有文献资料佐证；排除原患疾病等其他混杂因素影响。无法评价：报表缺项太多，因果关系难以定论，资料又无法补充。

三、C 型题

101.【试题答案】 C

【试题解析】本题考查要点是"缺铁性贫血的临床表现"。缺铁性贫血的临床表现中，乏力、困倦、活动耐力减退是最早和最常见症状。本患者为青年女性，有铁丢失增多的原因，有乏力、困倦的表现，面色较苍白。符合缺铁性贫血的临床表现。且该患者的 Hb < 110g/L（女性），并呈小细胞低色素贫血，血清铁下降，符合缺铁性贫血的诊断标准。因此，本题的正确答案为 C。

102.【试题答案】 B

【试题解析】本题考查要点是"缺铁性贫血的药物治疗"。缺铁性贫血的治疗原则：查明病因，对因治疗是最基本和重要的治疗。对于中重度贫血（Hb 在 90~120g/L 为轻度贫血，60~90g/L 为中度，小于 60g/L 为重度）同时需要补铁治疗。口服铁剂是治疗缺铁性贫血的首选方法，应根据血红蛋白水平估计补铁治疗剂量。口服铁剂剂型较多，宜选用二价铁。硫酸亚铁是口服铁剂中的标准制剂，最大缺点是胃肠道不良反应明显。因此，本题的正确答案为 B。

103.【试题答案】 E

【试题解析】本题考查要点是"缺铁性贫血的用药注意事项"。正常人维持体内铁平衡需要每天从食物摄铁 1~1.5mg，孕、乳妇需要 2~4mg；尽管空腹服用亚铁盐吸收最好，但其胃肠反应（胃灼热感、恶心、上腹不适和腹泻等）较大，使患者不能耐受，因此，建议在餐后服用，可有较好的耐受性；牛奶、蛋类、钙剂、磷酸盐、草酸盐等可抑制铁剂吸收（减少 40%~50%）；碳酸氢钠可与亚铁生成难溶的碳酸铁，影响铁剂的吸收；铁剂在胃肠道的吸收有黏膜自限现象，表现为铁的吸收与体内储存量有关，正常人的吸收率为 10%，缺铁性贫血者为 30%。因此，本题的正确答案为 E。

104.【试题答案】 C

【试题解析】本题考查要点是"急性痛风性关节炎的临床表现"。急性痛风性关节炎有药物、饮酒和饮食等诱因。临床特点为起病急，病情重、变化快，多以单关节非对称性关节炎为主，常在夜间发作。关节出现红、肿、热、痛和功能障碍，疼痛剧烈，第一跖趾关节为最常见发作部位，其次为踝、足跟、腕、指关节等。该患者的临床表现符合急性痛风性关节炎的临床表现。因此，本题的正确答案为 C。

105.【试题答案】 B

【试题解析】本题考查要点是"痛风急性发作期的药物选用"。秋水仙碱是治疗急性痛风的首选药物。别嘌醇在痛风急性期禁用，因其不仅无抗炎镇痛作用，而且会使组织中的尿酸结晶减少和血尿酸下降过快，促使关节内痛风石表面溶解，形成不溶性结晶而加重炎症反应，引起痛风性关节炎急性发作。痛风急性发作者不宜服用苯溴马隆，以防发生转移性痛风。痛风急性发作期禁用丙磺舒，因其无镇痛和抗炎作用。因此，本题的正确答案为B。

106.【试题答案】 B

【试题解析】本题考查要点是"痛风急性发作期的药物选用"。对痛风伴有剧痛者首选对乙酰氨基酚、吲哚美辛或双氯芬酸，次选布洛芬或尼美舒利。因此，本题的正确答案为B。

107.【试题答案】 C

【试题解析】本题考查要点是"中毒的一般救治措施"。经皮肤和黏膜吸收中毒后，除去污染的衣物，清除皮肤、黏膜上的毒物，用大量温水清洗被污染的皮肤与黏膜，要特别注意毛发和直接接触的部位；对不溶于水的毒物可用适当溶剂清洗，如用10%酒精或植物油冲洗酚类中毒，也可用适当的解毒剂加入水中冲洗；皮肤接触腐蚀性毒物者，冲洗时间要求达15～30分钟，并用适当的中和液或解毒液冲洗。因此，本题的正确答案为C。

108.【试题答案】 D

【试题解析】本题考查要点是"中毒的一般救治措施"。大多数中毒患者为口服摄入，排毒最直接的方法是催吐、洗胃。对神志清醒的患者，只要胃内尚有毒物，均应采取催吐、洗胃的方法以清除胃内毒物。因此，本题的正确答案为D。

109.【试题答案】 E

【试题解析】本题考查要点是"洗胃的注意事项"。中毒毒物进入体内时间在4～6小时之内应洗胃，超过4～6小时毒物大多吸收，但是如果服毒量很大或者毒物过多，或所服毒物存在胃-血-胃循环，尽管超过6小时，仍有洗胃的指征。因此，本题的正确答案为E。

110.【试题答案】 A

【试题解析】本题考查要点是"药物拮抗解毒"。某些毒物有特效的拮抗剂，因此在进行排毒的同时，应积极使用特效拮抗剂。拮抗剂可分为三类。①物理性拮抗剂：药用炭等可吸附中毒物质，蛋白、牛乳可沉淀重金属，并对黏膜起保护润滑作用。②化学性拮抗剂：如弱酸中和强碱，弱碱中和强酸，二巯丙醇夺取已与组织中酶系统结合的金属物等。③生理性拮抗剂：生理拮抗剂能拮抗中毒毒物对机体生理功能的扰乱作用，例如，阿托品拮抗有机磷中毒、毛果芸香碱拮抗颠茄碱类中毒。所以，根据第①点可知，选项A符合题意。选项B和选项C均属于化学性拮抗。选项D和选项E均属于生理性拮抗。因此，本题的正确答案为A。

四、X型题

111.【试题答案】 ABCDE

【试题解析】本题考查要点是"用药适宜性审核内容"。药师应当对处方用药适宜性进行审核，审核内容包括：①规定必须做皮试的药品，处方医师是否注明过敏试验及结果的判定；②处方用药与临床诊断的相符性；③剂量、用法和疗程的正确性；④选用剂型与给药途径的合理性；⑤是否有重复给药现象；⑥是否有潜在临床意义的药物相互作用和配伍禁忌；⑦其他用药不适宜情况。因此，本题的正确答案为 ABCDE。

112. 【试题答案】 ACDE

【试题解析】Ⅰ度烫伤：红斑性，皮肤变红，并有火辣辣的刺痛感。对局部较小面积轻度烫伤，可在家中施治：在清洁创面后，外涂京万红软膏、美宝润湿烧伤膏等。对中或大面积烫伤，宜尽早送医院治疗。因此，本题的正确答案为 ACDE。

113. 【试题答案】 ABCDE

【试题解析】本题考查要点是"药师应主动向患者提供咨询的几种情况"。患者用药咨询中，药师应主动向患者提供咨询的几种情况有：①患者同时使用 2 种或 2 种以上含同一成分的药品时；或合并用药较多时。②当患者用药后出现不良反应时；或既往有曾发生过不良反应史。③当患者依从性不好时；或患者认为疗效不理想时或剂量不足以有效时。④病情需要，处方中药品超适应证、剂量超过规定剂量时（需医师双签字确认）；处方中用法用量与说明书不一致时。⑤患者正在使用的药物中有配伍禁忌或配伍不当时（如有明显配伍禁忌时应第一时间联系该医师以避免纠纷的发生）。⑥需要进行血浆浓度监测（TDM）的患者。⑦近期药品说明书有修改（如商品名、适应证、禁忌证、剂量、有效期、储存条件、药品不良反应）。⑧患者所用的药品近期发现严重或罕见的不良反应。⑨使用麻醉药品、精神药品的患者；或应用特殊药物（抗生素、抗真菌药、抗凝血药、抗肿瘤药、双膦酸盐、镇静催眠药、抗精神病药等）、特殊剂型（缓控释制剂、透皮制剂、吸入剂）者。⑩当同一种药品有多种适应证或用法用量复杂时。⑪药品被重新分装，而包装的标识物不清晰时。⑫使用需特殊贮存条件的药品时，或使用临近有效期药品时。因此，本题的正确答案为 ABCDE。

114. 【试题答案】 AB

【试题解析】本题考查要点是"血清白蛋白和球蛋白的比值（A/G）减少的疾病"。血清白蛋白和球蛋白的比值（A/G）减少见于：①A/G 比值小于 1，提示有慢性肝炎、肝硬化、肝实质性损害、肾病综合征。②急性肝炎早期，白蛋白量可不变或稍低，γ-球蛋白量轻度增多，所以血清总蛋白量可以不变。此时白蛋白量仍高于球蛋白，因此 A/G 比值仍可正常。所以，选项 A、B 符合题意。选项 C 的"类风湿性关节炎"和选项 D 的"红斑狼疮"可见球蛋白增高；选项 E 的"急性大出血"可见血清总蛋白和白蛋白降低。因此，本题的正确答案为 AB。

115. 【试题答案】 CD

【试题解析】本题考查要点是"寻常痤疮的临床表现"。①痤疮最早的损害通常表现在颜面部，但是胸部、背部、上臂也可受累。所以，选项 A 的叙述是不正确的。②初起为多数散在与毛囊一致的黑色丘疹，用手挤压后可有黄白色的脂性栓排出来，随后可引起毛囊内及其周围炎症，若位置在皮肤的表浅部则形成炎性丘疹或脓疱，如位置较深或相互融合则形成结节、囊肿或脓肿。当皮质腺口完全闭塞形成皮疹，顶端可出现小脓疱，破溃或吸收后，遗留暂时性色素沉着或小凹状疤痕。所以，选项 B 的叙述是不正确的，选项 C 的叙述是正确的。③严重的痤疮除黑头粉刺、血疹、脓疱外，可有蚕豆至指甲大小的炎性结节或囊肿；炎症较深时，可长久存在，亦可逐渐吸收或溃脓形成窦道。所以，选项 D 的叙述是正确的。④痤疮的病程缓慢，一般青春期过后则可自愈，愈后可留有色素沉着斑、小疤痕或疤痕疙瘩。所以，选项 E 的叙述是不正确的。因此，本题的正确答案为 CD。

116. 【试题答案】 ABD

【试题解析】本题考查要点是"碘解磷定的用法用量"。碘解磷定用于有机磷中毒的解救。①轻度中毒：静注 0.4g，必要时 2 小时后重复给药 1 次。②中度中毒：静注 0.8~1g，以后每小时给 0.4~0.8g。③重度中毒：缓慢静注 1.0~1.2g，30 分钟后如不显效，可重复给药，好转后逐步停药。不良反应为头痛、胸闷、恶心、呕吐。用于重症解救时，可与阿托品合用。因此，本题的正确答案为 ABD。

117. 【试题答案】 ABC

【试题解析】本题考查要点是"巴比妥类药物的急性中毒表现"。巴比妥类药物的急性中毒表现包括：①中枢神经系统症状：轻度中毒时，有头胀、眩晕、头痛、语言迟钝、动作不协调、嗜睡、感觉障碍、瞳孔缩小或扩大、血压下降、恶心、呕吐等。重度中毒可有一段兴奋期，患者可发生狂躁、谵妄、幻觉、惊厥、瞳孔放大（有时缩小）、全身弛缓、角膜、咽、腱反射均消失，瞳孔对光反射存在，昏迷逐渐加深。②呼吸系统症状：轻度中毒时，一般呼吸正常或稍缓慢。重度中毒时，由于呼吸中枢受抑制，呼吸减慢、变浅不规则，或呈潮式呼吸。如并发肺部感染时，则有呼吸困难及发绀，严重时可引起呼吸衰竭。③循环系统症状：可引起血流动力学及微循环的改变，致使血管扩张及血管通透性增加引起血浆渗出，导致血压下降，终致休克。皮肤发绀、湿冷、脉搏快而微弱，尿量减少或尿闭。因此，本题的正确答案为 ABC。

118. 【试题答案】 ABCDE

【试题解析】本题考查要点是"中药材的保管方法"。为了使中草药的外部形态和有效成分在储存期间尽量不起变化，必须掌握各种中草药材的性能，摸清各种变化规律，采取各种合理的保管措施，其中以防止霉变及防治虫蛀两项更为重要。①中药材防霉，主要应严格控制水分和储存场所的温度、湿度，避免日光和空气的影响，使霉菌不易生长繁殖。易发霉的中药材应选择阴凉干燥通风的库房，垛堆应离地用木条垫高，垛底垫入芦席或油毛毡等隔潮。地面上铺放生石灰、炉灰或木炭、干锯末等防潮剂，使药材保持干燥，以防止霉变。②为防虫蛀，药材进库前，应把库内彻底清理，以杜绝虫源，必要时在药材进库前，可用适量的杀虫剂对四壁、地板、垫木以及一切缝隙进行喷洒。③防鼠。中药库必须有防鼠设备。④贮存过程中，为防止真菌、害虫的生长繁殖，应控制室内温度、湿度。对批量大的中药材也可将其干燥后，打成压缩包以减少与空气的接触面积。因此，本题的正确答案为 ABCDE。

119. 【试题答案】 BCDE

【试题解析】本题考查要点是"药物警戒的工作内容"。药物警戒的主要工作内容包括：①早期发现未知（新的）严重不良反应和药物相互作用，提出新信号；②监测药品不良反应的动态和发生率;③确定风险因素,探讨不良反应机制;④对药物的风险/效益进行定量评估和分析;⑤将全部信息进行反馈,改进相关监督、管理、使用的法律、法规。因此,本题的正确答案为 BCDE。

120. 【试题答案】　ABE

【试题解析】本题考查要点是"洗胃的注意事项"。中毒引起的惊厥未被控制之前禁止洗胃,操作过程中如发生惊厥或呼吸停止应立即停止洗胃并对症治疗;强腐蚀剂中毒患者禁止洗胃,因可能引起食道及胃穿孔;挥发性烃类化合物(如汽油)口服中毒患者不宜洗胃,因胃反流后可引起类脂质性肺炎。因此,本题的正确答案为 ABE。

药学综合知识与技能

临考冲刺模拟试卷（三）

一、**A 型题**（最佳选择题。共 40 题，每题 1 分。每题的备选答案中只有一个最佳答案）

1. 在哺乳期的妇女有很多药物属谨慎使用的，下列哪项不属于哺乳期妇女禁用的神经系统用药（   ）
   A. 金刚烷胺　　　　　　　　B. 洛伐他丁
   C. 卡马西平　　　　　　　　D. 氟伏沙明
   E. 尼美舒利

2. 药师应对"患者投诉"，下列说法不正确的是（   ）
   A. 当事人需要亲自接待　　　B. 保存有形证据
   C. 尽快将投诉人带离现场　　D. 接待者应举止大方，行为端庄
   E. 接待患者地点宜在办公室、会议室等场所

3. 下列叙述中，处方审核结果可判为"超常处方"的是（   ）
   A. 重复给药
   B. 无适应证用药
   C. 使用"遵医嘱"字句
   D. 化学药、中成药与中药饮片未分别开具处方的
   E. 处方后记无审核、调配及核对发药药师签名

4. 很多药物都有其副作用，以下药物中可引起听神经障碍的有（   ）
   A. 碳酸锂　　　　　　　　　B. 五氟利多
   C. 左旋多巴　　　　　　　　D. 甲基多巴
   E. 氨基糖苷

5. 已知1%（g/mL）枸橼酸钠溶液的冰点降低值为0.185℃，计算其等渗溶液的浓度是（   ）
   A. 2.61（%，g/mL）　　　　B. 2.81（%，g/mL）
   C. 2.91（%，g/mL）　　　　D. 3.11（%，g/mL）
   E. 3.31（%，g/mL）

6. 以下所列腹泻类别中，最适宜应用酶制剂的是（   ）
   A. 消化性腹泻　　　　　　　B. 病毒性腹泻
   C. 激惹性腹泻　　　　　　　D. 肠道菌群失调所致的腹泻
   E. 感染性腹泻

7. 在血常规检查结果中，白细胞（WBC）计数减少，须考虑（   ）
   A. 用药咨询
   B. 药品保障供应
   C. 药品干预
   D. 药物重整
   E. 药物治疗管理

8. 药师应提供的药学服务内容不包括（   ）
   A. 用药咨询   B. 药品保障供应
   C. 药品干预   D. 药物重整
   E. 药物治疗管理

9. 一些疾病可引起中性粒细胞增加或者减少，以下引起中性粒细胞增加的疾病有（   ）
   A. 疟疾   B. 糖尿病酸中毒
   C. 再生障碍性贫血   D. 白细胞减少性白血病
   E. 过敏性休克

10. 药品不良反应的缩写为（   ）
    A. PV   B. ADR
    C. DUI   D. ADE
    E. DID

11. 治疗癫痫持续状态，首选的药物是（   ）
    A. 注射用丙戊酸钠   B. 卡马西平片
    C. 苯巴比妥片   D. 苯妥英钠片
    E. 地西泮注射液

12. 应用胆碱酯酶复活剂时做法错误的是（   ）
    A. 切勿两种或三种复活剂同时使用，以免毒性增加
    B. 不能与碱性药物并用
    C. 复活剂不需稀释，可以直接注射
    D. 复活剂对解除烟碱样作用和促使患者昏迷苏醒的作用比较明显
    E. 与阿托品联合应用有协同作用

13. 与依他尼酸合用，可增加耳毒性和肾毒性，听力损害可能发生的是（   ）
    A. 氨基糖苷类   B. 头孢菌素类
    C. 青霉素类   D. 多黏菌素类
    E. 四环素类

14. 使用透皮贴剂时有很多注意事项，下列关于透皮贴剂的叙述不正确的有（   ）
    A. 为了促进吸收，可以热敷   B. 用前将需贴敷的部位洗净并稍晾干
    C. 不要贴在皮肤的皱褶处   D. 不贴在皮肤破损、溃烂或红肿部位
    E. 每日更换1次或遵医嘱

15. 以下治疗沙眼的药物中，对急性结膜炎者忌用的是（   ）
    A. 红霉素眼药膏   B. 利福平滴眼剂

C. 酞丁安滴眼剂 D. 硫酸锌滴眼剂
E. 磺胺醋酰钠滴眼剂

16. 糖化血红蛋白的正常值参考范围是（ ）
    A. 一点终点法 4.8%～6.0% B. 两点终点法 3.8%～5.0%
    C. 竞争免疫比浊法 3.8%～5.0% D. 直接遮蔽法 2.8%～4.0%
    E. 高效液相法 4.8%～6.0%

17. 新生儿白细胞的正常值参考范围是（ ）
    A. $(3.5～10.0)\times10^9/L$ B. $(4.0～10.0)\times10^9/L$
    C. $(4.5～10.0)\times10^9/L$ D. $(5.0～12.0)\times10^9/L$
    E. $(15.0～20.0)\times10^9/L$

18. 下列文献中，属于二级信息源的是（ ）
    A. 《中国药学文摘》 B. 《中国药学杂志》
    C. 《中国药师》 D. 《药物信息手册》
    E. 《中国药典临床用药须知》

19. 药师审核处方后，应当告知处方医师，请其确认或者重新开具处方的是（ ）
    A. 逾期失效处方 B. 用药错误处方
    C. 不合法处方 D. 用药不适宜处方
    E. 严重不合理用药处方

20. 胶囊中的色素偶尔引起的固定性药疹，属于（ ）
    A. 药品赋形剂、稳定剂或染色剂等因素
    B. 药物、分解产物所导致的药源性疾病
    C. 药品中的异物导致的药源性疾病
    D. 药品溶剂因素
    E. 药品中的污染物导致的药源性疾病

21. 下列疾病中，主要以血清淀粉酶（AMY）活性增高诊断的是（ ）
    A. 糖尿病 B. 肝硬化
    C. 急性肠炎 D. 急性肝炎
    E. 急性胰腺炎

22. 为减少和预防差错的发生，逐一核对药品与处方的相符性，检查药品剂型、规格、剂量、数量、包装，并签字属于（ ）
    A. 接待投诉环节 B. 药品储存环节
    C. 发药环节 D. 调配处方环节
    E. 制定防范措施

23. 患者，男，60岁，呈典型的"面具脸""慌张步态"及"小字症"表现，确诊为帕金森病，患者同时患有闭角型青光眼，不宜选用的治疗帕金森病的药物是（ ）
    A. 左旋多巴 B. 普拉克索
    C. 多奈哌齐 D. 司来吉兰
    E. 金刚烷胺

24. 下列可反映肾小球滤过功能的是（　　）
    A. 血肌酐　　　　　　　　B. 尿酮体
    C. 尿肌酐　　　　　　　　D. 尿隐血
    E. 尿胆红素

25. 以下药物中，可引起溶血性贫血的是（　　）
    A. 氯丙嗪　　　　　　　　B. 氯霉素
    C. 保泰松　　　　　　　　D. 阿糖胞苷
    E. 复方阿司匹林

26. "食道癌患者，给予顺铂、氟尿嘧啶、表柔比星、依托泊苷治疗"，此处方应评定为（　　）
    A. 无适应证用药　　　　　B. 过度治疗用药
    C. 联合用药不适宜　　　　D. 有禁忌证用药
    E. 无正当理由超适应证用药

27. 以下药物中，可引起粒细胞减少症的是（　　）
    A. 环磷酰胺　　　　　　　B. 甲氨蝶呤
    C. 吲哚美辛　　　　　　　D. 巯嘌呤
    E. 阿苯达唑

28. 1%（g/mL）氯化钠（M：56g/mol），计算其摩尔浓度（mol/L）是（　　）
    A. 0.14　　　　　　　　　B. 0.15
    C. 0.16　　　　　　　　　D. 0.18
    E. 0.20

29. 下列药物适宜饭后服药的是（　　）
    A. 抗血小板药　　　　　　B. 血脂调节药
    C. 利尿药　　　　　　　　D. 维生素 B_2
    E. 平喘药

30. 消化性溃疡主要指发生于胃和十二指肠的慢性溃疡，是一多发病、常见病。消化性溃疡发病机制中的防御因子为（　　）
    A. 酒精　　　　　　　　　B. Hp 感染
    C. 大面积烧伤　　　　　　D. 胆盐
    E. 前列腺素 E

31. 2 型糖尿病患者合并肾病，应口服（　　）
    A. 格列喹酮　　　　　　　B. 二甲双胍
    C. 吡格列酮　　　　　　　D. 胰岛素
    E. 氯磺丙脲

32. 使用过氧苯甲酰治疗寻常痤疮，其用药与健康提示是（　　）
    A. 对幼儿不宜应用
    B. 有漂白毛发的作用，不宜涂敷在有毛发的部位
    C. 不宜涂敷于皮肤皱褶

D. 可出现红斑、灼痛或脱屑等反应
E. 用药部位要避免强烈的日光照射，宜在晚间睡前应用

33. 有机氟杀虫农药中毒的特效解毒剂是（　　）
    A. 乙酰胺   B. 亚硝酸钠
    C. 氟马西尼   D. 谷胱甘肽
    E. 碘解磷定

34. 三级文献的评价可从多个方面来考虑，下列三级信息源的评价标准不包括（　　）
    A. 作者的资历和经验   B. 内容是否最具有话题性
    C. 引用参考文献的质量 D. 信息中是否有相应的引文和链接
    E. 信息内容的准确性和严谨性

35. 依据咳嗽的发病时间，夜间咳嗽者宜首选（　　）
    A. 吗啡   B. 苯丙哌林
    C. 可待因   D. 右美沙芬
    E. 喷托维林

36. 阿尔兹海默病患者应该避免使用的药物是（　　）
    A. 美金刚   B. 卡巴拉汀
    C. 颠茄   D. 多奈哌齐
    E. 加兰他敏

37. 需要长期使用肾上腺皮质激素的小儿应避免选用（　　）
    A. 泼尼松   B. 甲泼尼松
    C. 地塞米松   D. 可的松
    E. 氢化可的松

38. 老年人用氨基糖苷类药物时应谨慎，主要是因为老年人（　　）
    A. 肾功能降低，药物半衰期延长，耳、肾毒性增加
    B. 血浆蛋白含量降低，使游离性药物增加
    C. 对药物处于高敏状态，影响中枢神经系统的功能
    D. 消化腺分泌减少，药物吸收增加
    E. 肝功能降低，使血药浓度升高

39. 双歧三联活菌制剂说明书标明"冷处"贮存，其贮存条件是指（　　）
    A. 温度不超过20℃   B. 温度10～30℃
    C. 温度在2～10℃之间 D. 温度不超过-5℃且避光
    E. 温度不超过20℃且遮光

40. 糖尿病合并肝病宜选用（　　）
    A. 二甲双胍   B. 瑞格列奈
    C. 胰岛素   D. 阿卡波糖
    E. 罗格列酮

二、B 型题（配伍选择题。共 60 题，每题 1 分。备选答案在前，试题在后。每组若干题。每组题均对应同一组备选答案。每题只有一个正确答案。每个备选答案可重复选用，也可不选用）

  A. 格列本脲   B. 格列美脲
  C. 格列齐特   D. 格列吡嗪
  E. 格列喹酮

41. 磺酰脲类降糖药的选用规则中，作用快且强的是（　　）
42. 磺酰脲类降糖药的选用规则中，普通制剂每日服用 1 次、依从性好的是（　　）
43. 磺酰脲类降糖药的选用规则中，对轻、中度肾功不全者推荐应用的是（　　）

  A. 5%碳酸氢钠注射液   B. 氟马西尼
  C. 烯丙吗啡   D. 水杨酸毒扁豆碱
  E. 维生素 K_1

44. 解救地西泮中毒的药物是（　　）
45. 解救三环类抗抑郁药中毒的药物是（　　）
46. 解救巴比妥类镇静催眠药中毒的药物是（　　）
47. 解救香豆素类灭鼠药中毒的药物是（　　）

  A. 右旋糖酐   B. 氢氯噻嗪
  C. 卡比多巴   D. 乙胺嘧啶
  E. 胍乙啶

48. 可导致肾上腺素受体发生类似去神经性超敏感现象的是（　　）
49. 可增加肝素钙出血危险的药品是（　　）
50. 可增加左旋多巴进入脑组织中的量，促进机体利用的药品是（　　）

  A. 利巴韦林   B. 硫酸锌
  C. 泼尼松   D. 四环素
  E. 磺胺醋酰钠

51. 治疗流行性出血性结膜炎应选用的滴眼剂是（　　）
52. 治疗春季卡他性结膜炎选用的滴眼剂是（　　）

  A. 血钾减低、血钠减低、血尿酸升高
  B. 房屋传导阻滞，心功能抑制
  C. 血钾增高
  D. 直立性低血压
  E. 踝部水肿、头痛、潮红

53. 抗高血压药物中，二氢吡啶类钙通道阻滞剂的主要不良反应为（　　）

54. 抗高血压药物中，非二氢吡啶类钙通道阻滞剂的主要不良反应为（　）
55. 抗高血压药物中，噻嗪类利尿药的主要不良反应为（　）
56. 抗高血压药物中，保钾利尿药的主要不良反应为（　）

  A. 雷尼替丁   B. 奥美拉唑
  C. 替普瑞酮   D. 哌仑西平
  E. 溴丙胺太林

57. 属于胃黏膜保护剂的是（　）
58. 属于解痉药的是（　）

  A. 甲硝唑   B. 咪康唑
  C. 头孢曲松钠   D. 青霉素钠
  E. 克拉霉素

59. 患者，女，28岁，近一个月出现阴道分泌物增多，瘙痒明显，阴道检查时发现黏稠的奶酪样分泌物，经验治疗首选的药物是（　）
60. 患者，女，28岁，近一个月出现阴道分泌物增多，阴道检查时发现大量泡沫样分泌物，经验治疗首选的药物是（　）
61. 患者，女，28岁，近一个月出现阴道分泌物增多，阴道分泌物培养为衣原体，首选的药物是（　）

  A. 盐酸林可霉素   B. 盐酸万古霉素
  C. 硫酸庆大霉素   D. 苯妥英钠
  E. 两性霉素B

62. 在配制静脉输液时，不宜直接用葡萄糖注射液溶解的药品是（　）
63. 在配制静脉输液时，不宜直接或间接用氯化钠注射液溶解的药品是（　）

  A. 胰岛素   B. 格列喹酮
  C. 二甲双胍   D. 瑞格美脲
  E. α-葡萄糖苷酶抑制剂

64. 单纯餐后血糖高，而空腹和餐前血糖不高者首选（　）
65. 2型儿童糖尿病者宜首选（　）
66. 乳酸性酸中毒患者宜选用（　）
67. 经常出差，进食不规律的患者，选择（　）

  A. 沙利度胺   B. 阿司匹林
  C. 乳酸菌素   D. 硫糖铝
  E. 头孢拉定

68. 妊娠初始3个月孕妇禁用的药品是（　）

69. 妊娠后期孕妇禁用的药品是（　　）

   A. 影响吸收 B. 影响分布
   C. 影响代谢 D. 影响排泄
   E. 影响消除

70. 阿司匹林增加甲苯磺酰脲血药浓度属于（　　）

71. 阿司匹林增加青霉素血药浓度属于（　　）

   A. 抗酸药 B. 氢氯噻嗪
   C. 甲氧氯普胺 D. 水合氯醛
   E. 灰黄霉素

72. 不宜与四环素同服的药物是（　　）

73. 不宜与阿托品合用的药物是（　　）

   A. 5%葡萄糖注射液 B. 0.9%氯化钠注射液
   C. 复方氯化钠注射液 D. 低分子右旋糖酐注射液
   E. 50%葡萄糖注射液

74. 配制青霉素输液的适宜溶媒是(　　)

75. 配制两性霉素B输液的适宜溶媒是(　　)

   A. 甲硝唑 B. 双氯芬酸
   C. 磺胺甲噁唑 D. 西咪替丁
   E. 灰黄霉素

76. 可抑制乙醛脱氢酶活性，干扰乙醇代谢出现"双硫仑样反应"的药品是（　　）

77. 多食脂肪可以促进吸收的药品是（　　）

78. 食醋可使药物溶解度降低、析出结晶对尿路产生刺激性的药品是（　　）

   A. 左氧氟沙星 B. 阿昔洛韦
   C. 山莨菪碱片 D. 硝苯地平
   E. 洛哌丁胺

79. 对腹痛较重者或反复呕吐腹泻者，应使用的处方药是（　　）

80. 非感染性的急慢性腹泻者，应使用的处方药是（　　）

   A. 老年性痴呆 B. 视力模糊
   C. 结石 D. 便秘
   E. 骨质疏松

81. 铋剂服后可能导致（　　）

82. 老年人长期服用氢氧化铝片和凝胶时，可导致（　　）

83. 铝盐吸收后可引起（ ）

    A. 畸形   B. 死胎
    C. 流产   D. 溶血
    E. 产程延长

84. 药物对孕妇的不良影响中，甲氨蝶呤可引起（ ）

85. 药物对孕妇的不良影响中，摄入过量泻药、利尿药可能引起（ ）

86. 药物对孕妇的不良影响中，妊娠晚期服用阿司匹林可引起（ ）

    A. 异烟肼   B. 利福平
    C. 乙胺丁醇   D. 吡嗪酰胺
    E. 对氨基水杨酸

87. 患者，男，40岁，因肺结核使用抗结核药后，四肢出现针刺感，导致这种症状的药物是( )

88. 患者平日佩戴隐形眼镜，使用抗结核药后，导致患者隐形眼镜染色的药物是( )

    A. 药学服务   B. 药物流行病学
    C. 循证医学   D. 药物警戒
    E. 药学信息服务

89. 通过印刷品、光盘或网络等载体传递的有关药学方面的知识属于（ ）

90. 在药品临床评价中，上市药品的安全性评价主要依靠的是（ ）

91. 发现、评价、理解和预防不良反应或其他任何可能与药物有关问题的科学研究与活动是（ ）

92. 医务人员谨慎、正确、明智地运用临床研究中得到的最新的、最有力的科学研究信息来诊治患者（ ）

    A. 克拉维酸钾   B. 西司他丁
    C. 右旋糖酐   D. 三唑巴坦
    E. 乙胺嘧啶

93. 可使阿莫西林免受β-内酰胺酶破坏的药品是（ ）

94. 可延缓疟原虫对青蒿素耐药性的药品是（ ）

    A. 收缩压 $120 \sim 139$ mmHg，舒张压 $80 \sim 89$ mmHg
    B. 收缩压 $140 \sim 159$ mmHg，舒张压 $90 \sim 99$ mmHg
    C. 收缩压 $160 \sim 179$ mmHg，舒张压 $100 \sim 109$ mmHg
    D. 收缩压 ≥ 180 mmHg，舒张压 ≥ 110 mmHg
    E. 收缩压 ≥ 140 mmHg，舒张压 < 90 mmHg

95. 单纯性收缩期高血压的范围是（ ）

96. 正常高值的血压范围是（   ）

    A. 扁豆中毒   B. 瘦肉精中毒
    C. 苯丙胺类物质中毒   D. 白果中毒
    E. 河豚中毒

97. 口服或静脉注射 β 受体阻断剂用于解救（   ）
98. 口服氯化铵或给予维生素 C 酸化尿液用于解救（   ）

    A. 硝苯地平   B. 卡托普利
    C. 氢氯噻嗪   D. 普萘洛尔
    E. 特拉唑嗪

99. 高血压伴前列腺增生患者适宜选用的药物是(   )
100. 高血压伴痛风的患者慎用的药物是(   )

三、C 型题（综合分析选择题。3 道大题共 10 小题，每小题 1 分。每题的备选答案中只有一个最佳答案）

患者，女性，41 岁，有多年肥胖史，近 5 个月自觉口渴，体重急剧下降，尿糖显现阳性，空腹血糖 8.7mmol/L，餐后两小时血糖 16.1mmol/L。

101. 该患者最可能诊断为（   ）
    A. 1 型糖尿病   B. 2 型糖尿病
    C. 肥胖症   D. 甲状腺功能亢进症
    E. 库欣综合征

102. 下列药物中，该患者应首选（   ）进行治疗。
    A. 磺脲类降糖药   B. α-葡萄糖苷酶抑制剂
    C. 双胍类降糖药   D. 噻唑烷二酮类胰岛素增敏剂
    E. 格列奈类降糖药

103. 如患者服用二甲双胍，可能引起的不良反应为（   ）
    A. 肝功异常   B. 低血糖
    C. 乳酸性酸中毒   D. 心力衰竭
    E. 头痛

患者，女性，22 岁，1 年前患有上呼吸道感染，之后逐渐出现甲状腺肿大的症状，且伴多汗、多食、消瘦、心悸、烦躁等表现。经检查发现，FT_3、FT_4 增加，TSH 降低。

104. 该患者最可能诊断为（   ）
    A. 亚急性甲状腺炎   B. 甲状腺功能亢进
    C. 甲状腺功能减退   D. 单纯性甲状腺肿
    E. 桥本甲状腺炎

105. 该患者应首选（   ）进行治疗。

A. 丙硫氧嘧啶　　　　　　　B. 碳酸锂
C. 放射性^{131}I 治疗　　　　D. 碘化钾
E. 手术治疗

106. 甲巯咪唑的不良反应不包括（　　）
A. 皮疹　　　　　　　　　　B. 白细胞计数减少
C. 白细胞升高　　　　　　　D. 肝功能损害
E. 粒细胞计数减少

患者，男性，38 岁，住院进行了髋关节置换术，术后第 7 天，患者忽感右侧下肢肿胀、疼痛，活动后加重，在抬高患肢后疼痛稍微减轻。

107. 该患者最可能发生了（　　）
A. 脉管炎　　　　　　　　　B. 下肢动脉栓塞
C. 病理性骨折　　　　　　　D. 肺动脉栓塞
E. 下肢深静脉血栓形成

108. 对该患者进行治疗，不宜选用的药物是（　　）
A. 肝素　　　　　　　　　　B. 利伐沙班
C. 氯吡格雷　　　　　　　　D. 阿替普酶
E. 华法林

109. 下列药物中，可以减弱华法林抗凝作用的药物是（　　）
A. 阿司匹林　　　　　　　　B. 抗菌药物
C. 阿替普酶　　　　　　　　D. 布洛芬
E. 糖皮质激素

110. 若患者深静脉血栓进展迅速，已达膝关节以上，则预防肺栓塞应（　　）
A. 抗凝治疗　　　　　　　　B. 溶栓治疗
C. 下腔静脉滤器放置术　　　D. 小剂量肝素治疗
E. 间歇性充气泵压迫治疗

四、X 型题（多项选择题。共 10 题，每题 1 分。每题的备选答案中有 2 个或 2 个以上正确，少选或多选均不得分）

111. "上市前药物临床评价阶段"的正确叙述是（　　）
A. 初试验：临床药理学评价
B. Ⅰ期临床只有人体安全性评价
C. Ⅱ期临床试验：治疗作用的初步评价
D. Ⅲ期临床试验：新药获得批准试生产后的扩大的临床试验
E. Ⅳ期临床试验：上市后药品临床再评价阶段

112. 《中华人民共和国药典临床用药须知（2010 年版）》中规定必须做皮肤敏感试验的药物有（　　）
A. 阿奇霉素　　　　　　　　B. 青霉素钠

C. 阿莫西林　　　　　　　D. 甲钴胺
E. 破伤风抗毒素

113. 下列关于发热的临床表现正确的有（　　）
    A. 体温升高、脉搏加快，突发热常为0.5~1天，持续热为3~6天
    B. 血常规检查白细胞计数高于正常值，可能有病毒感染；白细胞低于正常值，可能有细菌感染
    C. 伴有头痛、关节痛、咽喉痛、畏寒、乏力、鼻塞或咳嗽，可能伴有感冒
    D. 儿童伴有咳嗽、流涕、眼结膜充血及全身斑丘疹，可能是麻疹
    E. 发热可有间歇期，表现有间歇发作的寒战、高热，继之大汗，可能是化脓性感染或疟疾

114. 关于腹泻的非处方药物治疗，下列叙述正确的有（　　）
    A. 肠道菌群失调性腹泻，可补充微生态制剂，例如双歧三联活菌胶囊
    B. 激惹性腹泻，因化学刺激引起的腹泻，可供选用的有双八面蒙脱石
    C. 消化性腹泻，对摄食蛋白质而致消化不良者宜服用胰酶
    D. 感染性腹泻首选小檗碱
    E. 病毒性腹泻，可选用抗病毒药，如阿昔洛韦、泛昔洛韦

115. 不宜选用葡萄糖注射液溶解的药品有（　　）
    A. 头孢菌素　　　　　　　B. 阿昔洛韦
    C. 瑞替普酶　　　　　　　D. 依托泊苷
    E. 红霉素

116. 应告知患者服药后宜多饮水的药物有（　　）
    A. 熊去氧胆酸　　　　　　B. 阿仑膦酸钠
    C. 苯溴马隆　　　　　　　D. 复方磺胺甲噁唑
    E. 甘草合剂

117. 吩噻嗪类抗精神病药物中毒的救治措施正确的有（　　）
    A. 清除毒物洗胃，洗胃后给予活性炭吸附，给予硫酸钠20~30g导泻促进排出
    B. 持续性低血压时应用去甲肾上腺素等α肾上腺受体激动剂
    C. 震颤麻痹综合征应用苯海索、氢溴酸东莨菪碱
    D. 治疗奎尼丁样心脏毒性（Q-T间期延长、QRS波宽大）可用5%碳酸氢钠注射液静脉滴注
    E. 持续性低血压时应用肾上腺素和多巴胺

118. 治疗冻伤（疮）的非处方药有（　　）
    A. 紫云膏　　　　　　　　B. 十一烯酸软膏
    C. 氧化锌软膏　　　　　　D. 维生素E
    E. 烟酸

119. 引起再生障碍性贫血的药物有（　　）
    A. 苯妥英钠　　　　　　　B. 吲哚美辛
    C. 阿司匹林　　　　　　　D. 对乙酰氨基酚

E. 环磷酰胺
120. 以下选项中，属于药品的继发反应的有（　　）
    A. 服用异烟肼治疗结核病，可引起维生素 B_6 缺乏，造成周围神经病及贫血
    B. 长期使用广谱抗生素，可改变肠道的菌群关系，造成菌群失调，导致二重感染
    C. 噻嗪类利尿药引起的低血钾，使患者不耐受强心药地高辛
    D. 服用减肥药奥利司他引起脂溶性维生素的缺乏
    E. 氨基糖苷类抗生素（链霉素、卡那霉素、庆大霉素）可致第Ⅷ对颅神经损伤，使听力减退或造成永久性耳聋

模拟试卷（三）参考答案及解析

一、A 型题

1. 【试题答案】　B

【试题解析】本题考查要点是"哺乳期妇女禁用的药物"。哺乳期妇女禁用的神经系统用药有：左旋多巴、金刚烷胺、卡马西平、苯巴比妥、唑吡坦、甲喹酮、奥沙西泮、氟硝西泮、三唑仑、氟哌利多、氟哌啶醇、氯普赛顿、氟伏沙明、赖氨酸阿司匹林、对乙酰氨基酚、可待因、尼美舒利、双氯芬酸钠、米索前列醇、萘普生、金诺芬、别嘌醇、麦角胺、羟考酮、丁丙诺非、吗啡、贝美格、吡拉西坦。所以，选项 A、C、D、E 不符合题意。选项 B 的"洛伐他丁"属于哺乳期妇女禁用的循环系统用药。因此，本题的正确答案为 B。

2. 【试题答案】　A

【试题解析】本题考查要点是"患者投诉的处理"。无论是即时或事后患者的投诉，均不宜由当事人来接待患者。一般性的投诉，可由当事人的主管或同事接待。事件比较复杂或患者反映的问题比较严重，则应由店长、经理或科主任亲自接待。所以，选项 A 的叙述是不正确的。因此，本题的正确答案为 A。

3. 【试题答案】　B

【试题解析】本题考查要点是"可判定为超常处方的情形"。有下列情况之一的，应当判定为超常处方：①无适应证用药；②无正当理由开具高价药的；③无正当理由超说明书用药的；④无正当理由为同一患者同时开具 2 种以上药理作用机制相同药物的。根据第①点可知，选项 B 符合题意。选项 A 属于用药不适宜处方。选项 C、D、E 均属于不规范处方。因此，本题的正确答案为 B。

4. 【试题答案】　E

【试题解析】本题考查要点是"可引起听神经障碍的药物"。选项 E 的"氨基糖苷"可引起听神经障碍（主要为耳聋）。氯丙嗪及其衍生物的锥体外系反应发生率高。此外利血平、氟哌啶醇、五氟利多、甲基多巴、左旋多巴、碳酸锂、甲氧氯普胺和吡罗昔康等可致锥体外系反应。因此，本题的正确答案为 E。

5.【试题答案】 B

【试题解析】本题考查要点是"等渗浓度的计算"。因为等渗溶液的冰点降低值为 0.52℃，所以等渗枸橼酸钠溶液浓度为：0.52÷0.185＝2.81（%，g/mL）。因此，本题的正确答案为 B。

6.【试题答案】 A

【试题解析】本题考查要点是"消化性腹泻的药物治疗"。因胰腺功能不全引起的消化不良性腹泻，应服用胰酶；对摄食脂肪过多者可服用胰酶和碳酸氢钠；对摄食蛋白而致消化不良者宜服胃蛋白酶；对同时伴腹胀者可选用乳酶生或二甲硅油。所以，选项 A 符合题意。选项 B 中，病毒性腹泻应用抗生素或微生态制剂基本无效，可选用抗病毒药，如阿昔洛韦、泛昔洛韦。选项 C 中，因化学刺激引起的激惹性腹泻，可供选用的有双八面蒙脱石，可覆盖消化道，与黏膜蛋白质结合后增强黏液屏障，防止酸、病毒、细菌、毒素对消化道黏膜的侵害。对激惹性腹泻，应注意腹部保暖，控制饮食（少食生冷、油腻、辛辣食物），同时口服乳酶生或微生态制剂。选项 D 中，肠道菌群失调性腹泻可补充微生态制剂。双歧三联活菌胶囊含有双歧杆菌、乳酸杆菌和肠球菌，在肠内补充正常的生理细菌，维持肠道正常菌群的平衡，达到止泻的目的。选项 E 中，对痢疾、大肠杆菌感染的轻度急性腹泻应首选小檗碱（黄连素），或口服药用炭或鞣酸蛋白。因此，本题的正确答案为 A。

7.【试题答案】 E

【试题解析】本题考查要点是"白细胞减少的临床意义"。由于中性粒细胞在白细胞所占百分率高（50%～70%），因此它的数值增减是影响白细胞总数的关键。中性粒细胞减少见于：①特殊感染如革兰阴性菌（伤寒、副伤寒）感染、结核分枝杆菌感染、病毒感染（风疹、肝炎）、寄生虫感染（疟疾）及流行性感冒。②物理化学损害，如 X 线、γ 射线、放射性核素等物理因素，化学物质如苯及其衍生物、铅、汞等，应用化学药物如磺胺类药、解热镇痛药、部分抗生素、抗甲状腺制剂、抗肿瘤药等。③血液病如再障、白细胞减少性白血病、粒细胞缺乏症等。④过敏性休克、重度恶病质。⑤脾功能亢进和自身免疫性疾病。根据第①点可知，选项 E 符合题意。因此，本题的正确答案为 E。

8.【试题答案】 B

【试题解析】药学服务的主要实施内容包括：①协助医护人员制定和实施药物治疗方案；②指导、帮助患者合理使用药物；③积极参与疾病的预防、治疗和保健；④定期对药物的使用和管理进行科学评估。因此，本题的正确答案为 B。

9.【试题答案】 B

【试题解析】本题考查要点是"引起中性粒细胞增加的疾病"。选项 B 的"糖尿病酸中毒"可引起中性粒细胞增加。而引起中性粒细胞减少的原因有：①特殊感染如革兰阴性菌感染（伤寒、副伤寒）、结核分枝杆菌感染、病毒感染（风疹、肝炎）、寄生虫感染（疟疾）及流行性感冒。②物理化学损害，如 X 线、γ 射线、放射性核素等物理因素，化学物质如苯及其衍生物、铅、汞等，应用化学药物如磺胺药、解热镇痛药、部分抗生素、抗甲状腺制剂、抗肿瘤药等。③血液病如再障、白细胞减少性白血病、粒细胞缺乏症等。④过敏性休克、重度恶病质。⑤脾功能亢进和自身免疫性疾病。因此，本题的正确答案为 B。

10. 【试题答案】　B

【试题解析】本题考查要点是"药品不良反应的缩写"。药品不良反应的缩写为 ADR。所以，选项 B 符合题意。选项 A 的"PV"是提高药物警戒的缩写；选项 C 的"DUI"是药物利用指数的缩写；选项 D 的"ADE"是药品不良事件的缩写；选项 E 的"DID"是药源性疾病的缩写。因此，本题的正确答案为 B。

11. 【试题答案】　E

【试题解析】本题考查要点是"抗癫痫药的选择及治疗原则"。苯二氮䓬类药物包括地西泮（安定）、氯氮䓬（利眠宁）、硝西泮（硝基安定）、艾司唑仑（舒乐安定）等。癫痫持续状态的治疗原则：采取静脉用药，一般不用肌内注射，婴儿可以直肠用药。一次用足够剂量达到完全控制发作的目的，切忌少量多次重复用药；首选苯二氮䓬类药物。药物选择：成人地西泮 10～20mg 静脉注射（每分钟不超过 2～5mg）可使 85% 的患者在 5 分钟内控制发作，儿童为 0.1～1.0mg/kg，应注意静脉注射速度过快可抑制呼吸。如无效可于 20 分钟后再用同一剂量。也可用苯妥英钠，用量为 20mg/kg，静脉注射，速度不应过快，应低于 50mg/min，可在 10～30 分钟内使 41%～90% 的患者控制发作。应同时监测血压及心电图。因此，本题的正确答案为 E。

12. 【试题答案】　C

【试题解析】本题考查要点是"应用胆碱酯酶复活剂的注意事项"。应用胆碱酯酶复活剂的注意事项有：①切勿两种或三种复活剂同时应用，以免其毒性增加。所以，选项 A 的叙述是正确的。复活剂对解除烟碱样作用（特别是肌肉纤维颤动）和促使患者昏迷苏醒的作用比较明显；对毒蕈碱样作用和防止呼吸中枢抑制的作用较差，故与阿托品合用可取得协同效果。所以，选项 D、E 的叙述均是正确的。②复活剂对内吸磷、乙硫磷、特普、对氧磷、甲基内吸磷、苯硫磷等急性中毒效果良好；对敌百虫、敌敌畏疗效次之；对乐果、马拉硫磷、八甲磷则效果较差；对二嗪农、谷硫磷等效果不明显。此种情况应以阿托品治疗为主。③复活剂用量过大、注射过快或未经稀释直接注射，均可引起中毒，须特别注意。所以，选项 C 的叙述是不正确的。此类药物在碱性溶液中不稳定，可以水解生成剧毒的氰化物，故不能与碱性药物并用。所以，选项 B 的叙述是正确的。因此，本题的正确答案为 C。

13. 【试题答案】　A

【试题解析】本题考查要点是"药物相互作用对药效学的影响"。氨基糖苷类抗生素与依他尼酸、呋塞米和万古霉素合用，可增加耳毒性和肾毒性，听力损害可能发生，且停药后仍可发展至耳聋。因此，本题的正确答案为 A。

14. 【试题答案】　A

【试题解析】本题考查要点是"使用透皮贴剂的注意事项"。使用透皮贴剂时宜注意：

①用前将所要贴敷部位的皮肤清洗干净，并稍稍晾干。②从包装内取出贴片，揭去附着的薄膜，但不要触及含药部位。③贴于无毛发或是刮净毛发的皮肤上，轻轻按压使之边缘与皮肤贴紧，不宜热敷。④皮肤有破损、溃烂、渗出、红肿的部位不要贴敷。⑤不要贴在皮肤的皱褶处、四肢下端或紧身衣服底下，选择一个不进行剧烈运动的部位，如胸部或上臂。⑥定期更换或遵医嘱，若发现给药部位出现红肿或刺激，可向医生咨询。因此，本题的正确答案为A。

15．【试题答案】 D

【试题解析】本题考查要点是"沙眼的用药与健康提示"。硫酸锌滴眼剂有腐蚀性，低浓度溶液局部也有刺激性，对急性结膜炎者忌用。因此，本题的正确答案为D。

16．【试题答案】 E

【试题解析】本题考查要点是"糖化血红蛋白的正常值参考范围"。糖化血红蛋白参考范围：高效液相法4.8%～6.0%。因此，本题的正确答案为E。

17．【试题答案】 E

【试题解析】本题考查要点是"白细胞计数的参考范围"。白细胞计数的参考范围为：①成人末梢血为（4.0～10.0）×10^9/L；②成人静脉血为（3.5～10.0）×10^9/L；③新生儿为（15.0～20.0）×10^9/L；④6个月～2岁婴幼儿为（5.0～12.0）×10^9/L。根据第③点可知，本题的正确答案为E。

18．【试题答案】 A

【试题解析】本题考查要点是"二级信息源常见的国内外文摘"。当原始文献一经发表或交流，其信息就会成为二级信息源的内容。二级信息源是为数据库中的该研究文献建立的专业索引工具。也是获取一级文献的门户。它包括索引服务，对每一篇文献提供引文、文摘的概要。二级信息源常见的国内外文摘有：①国内最常用的是《中国药学文摘》（CPA），其次还有《中文科技资料目录：医药卫生》和《中文科技资料目录：中草药》。查阅国外药学文献，最常用的是《国际药学文摘》（IPA）。与药学专业有关的世界闻名的四大二级文献是：《化学文摘》（CA）、《生物学文摘》（BA）、《医学索引》（IM）和《医学文摘》（EM）。所以，选项A符合题意。选项B、C均属于一级文献，选项D、E均属于三级文献。因此，本题的正确答案为A。

19．【试题答案】 D

【试题解析】本题考查要点是"药师审核处方后的处理方式"。本题容易出错的点在于罗列了5种不能依法调配、不同处置的处方。对"不合法处方""逾期失效处方"药师应该依法拒绝调配。对"用药错误处方""严重不合理用药处方"药师也应当拒绝调剂，及时告知处方医师，并应当记录、按照有关规定报告，以警示其他医师合理用药。"用药不适宜处方"为本题答案。因此，本题的正确答案为D。

20．【试题答案】 A

【试题解析】本题考查要点是"药物制剂因素"。药品赋形剂、溶剂、稳定剂或染色剂等因素，例如：①胶囊中色素常可引起固定性药疹；②2006年我国发生的"亮菌甲素"事件是由于用二甘醇代替丙二醇造成的；③美国生产消毒药聚维酮碘，由于配制用水污染了假单胞菌,而引发了药源性疾病。因此,本题的正确答案为A。

21. 【试题答案】 E

【试题解析】本题考查要点是"血清淀粉酶检查结果的临床意义"。血清淀粉酶活性测定主要用于急性胰腺炎的诊断,急性胰腺炎发病后2~12小时,血清淀粉酶开始升高,12~72小时达到高峰,3~4日恢复正常。此外,尚可见于急性腮腺炎、胰腺脓肿、胰腺损伤、胰腺肿瘤引起的胰腺导管阻塞、肾功能不全、肺癌、卵巢癌、腮腺损伤、胆囊炎、消化性溃疡穿孔、肠梗阻、腹膜炎、急性阑尾炎、异位妊娠破裂、创伤性休克、大手术后、酮症酸中毒、肾移植后、肺炎、急性酒精中毒等。因此,本题的正确答案为E。

22. 【试题答案】 C

【试题解析】本题考查要点是"发药注意事项"。发药是处方调剂工作的最后环节,要使差错不出门,必须把好这一关。发药环节要做到:①核对患者姓名,最好询问患者所就诊的科室,以确认患者。②逐一核对药品与处方的相符性,检查药品剂型、规格、剂量、数量、包装,并签字。③发现处方调配有错误时,应将处方和药品退回调配处方者,并及时更正。④发药时向患者交代每种药品的服用方法和特殊注意事项,同一种药品有2盒以上时,需要特别交代。向患者交付处方药品时,应当对患者进行用药指导。⑤发药时应注意尊重患者隐私。⑥如患者有问题咨询,应尽量解答,对较复杂的问题可建议到药物咨询窗口。因此,本题的正确答案为C。

23. 【试题答案】 A

【试题解析】本题考查要点是"帕金森病的治疗"。左旋多巴的禁忌证是活动性消化溃疡、闭角型青光眼、精神病。因此,本题的正确答案为A。

24. 【试题答案】 A

【试题解析】本题考查要点是"血肌酐"。血肌酐(Cr)来自外源性和内源性两种,外源性肌酐是肉类食物在体内代谢后的产物,内源性肌酐是体内肌肉组织代谢的产物。在外源性肌酐摄入量稳定,体内肌酐生成量恒定的情况下,其浓度取决于肾小球滤过功能。因此,血肌酐浓度可在一定程度上准确反映肾小球滤过功能的损害程度。人体肾功能正常时,肌酐排出率恒定,当肾实质受到损害时,肾小球的滤过率就会降低。当滤过率降低到一定程度后,血肌酐浓度就会急剧上升。因此,本题的正确答案为A。

25. 【试题答案】 A

【试题解析】本题考查要点是"引起溶血性贫血的药物"。引起溶血性贫血的药物有:苯妥英钠、氯丙嗪、吲哚美辛、保泰松、甲灭酸、氟灭酸、奎尼丁、甲基多巴、氯磺丙脲、甲苯磺丁脲、维生素K、异烟肼、利福平、对氨基水杨酸、氨苯砜、氯喹、伯氨喹、阿的平、磺胺类等。所以,选项A符合题意。选项B的"氯霉素"和选项C的"保泰松"均可引起再生障碍性贫血。选项D的"阿糖胞苷"可引起血小板减少症。选项E的"复方阿司匹林"可引起粒细胞减少症。因此,本题的正确答案为A。

26. 【试题答案】 B

【试题解析】本题考查要点是"处方用药与临床诊断不相符的事例"。解析本题需要了解食管癌临床治疗实践。因为该处方应用了4种抗肿瘤药物,如果与临床诊断不相符也是由于4种抗肿瘤药物都可用于食管癌治疗,而常规治疗是"顺铂+氟尿嘧啶"方案;再连用表柔比星、依托泊苷不能明显提高疗效,反而会增加毒性。故该处方应评定为过度治疗用药。因此,本题的正确答案为B。

27.【试题答案】 C

【试题解析】本题考查要点是"引起粒细胞减少症的药物"。可引起粒细胞减少症的药物有:氯霉素、锑制剂、磺胺类、复方阿司匹林、吲哚美辛、异烟肼、甲硫氧嘧啶、丙硫氧嘧啶、氯氮平等。所以,选项C符合题意。选项A的"环磷酰胺"、选项B的"甲氨蝶呤"、选项D的"巯嘌呤"均是引起血小板减少症的抗肿瘤药。选项E"阿苯达唑"是引起血小板减少性紫癜的药物。因此,本题的正确答案为C。

28.【试题答案】 D

【试题解析】本题考查要点是"摩尔浓度的换算"。1%(g/mL)氯化钠,相当于100mL溶液中含有1g氯化钠;所以1L溶液中含有氯化钠10g,所以其摩尔数为:10/56≈0.18mol/L。因此,本题的正确答案为D。

29.【试题答案】 D

【试题解析】本题考查要点是"部分药品服用的适宜时间"。维生素B_2的特定吸收部位在小肠上部,若空腹服用则胃排空快,大量的维生素B_2在短时间集中于十二指肠,降低其生物利用度;而餐后服用可延缓胃排空,使其在小肠较充分地吸收。所以,选项D符合题意。选项A中,早晨服用抗血小板药,如阿司匹林较晚上服药生物利用度大,半衰期长,并更有助于预防心脑血管事件的发生。选项B,服用血脂调节药,提倡睡前服,这样有助于提高疗效。选项C,清晨服用利尿剂,则有助于非杓型血压转化为杓型血压,可减少起夜次数,避免夜间排尿过多,影响休息和睡眠。呋塞米在上午10时服用利尿作用最强。选项E,多数平喘药宜于临睡前服用,因为凌晨0~2时是哮喘者对乙酰胆碱和组胺反应最为敏感的时间,即哮喘的高发时间。因此,本题的正确答案为D。

30.【试题答案】 E

【试题解析】本题考查要点是"消化性溃疡发病机制中的防御因子"。消化性溃疡发病机制中的防御因子包括:胃黏液屏障;碳酸氢盐分泌;细胞再生,维持上皮细胞完整性;黏膜血流;前列腺素E和表皮生长因子;前列腺素E具有细胞保护、促黏膜血流、增加黏液和碳酸氢盐分泌的作用,表皮生长因子可以促进上皮再生。因此,本题的正确答案为E。

31.【试题答案】 A

【试题解析】本题考查要点是"2型糖尿病的药物治疗"。对糖尿病合并肾病者可首选格列喹酮,其不影响肾脏功能,由肾脏排泄率不及5%,适用于糖尿病合并轻、中度肾功能不全者,一次30mg,三餐前各服一次,也可一次15mg,一日3次。因此,本题的正确答案为A。

32.【试题答案】 B

【试题解析】本题考查要点是"寻常痤疮的用药与健康提示"。过氧苯甲酰能漂白毛发,不宜用在有毛发的部位；接触衣服后也易因氧化作用而脱色。所以，选项B的叙述是正确的。维A酸用于治疗痤疮，初始时可出现红斑、灼痛或脱屑等反应，继续治疗后效果在2~3周后出现，一般须6周后达到最大疗效。但不宜涂敷于皮肤皱褶部如腋窝、腹股沟处；不宜接触眼或黏膜部；用药部位要避免强烈的日光照射，宜在晚间睡前应用，对有急性或亚急性皮炎者、湿疹者、妊娠期妇女禁用。选项C、D、E叙述的均为维A酸的用药与健康提示。克林霉素磷酸酯凝胶对过敏者禁用；对幼儿不宜应用。所以，选项A叙述的也不是过氧苯甲酰的用药与健康提示。因此，本题的正确答案为B。

33．【试题答案】　A

【试题解析】本题考查要点是"乙酰胺的适应证"。乙酰胺（解氟灵）主要用于有机氟杀虫农药中毒的治疗。所以，选项A符合题意。选项B的"亚硝酸钠"主要用于氰化物中毒的治疗；选项C的"氟马西尼"主要用于治疗苯二氮䓬类药物过量或中毒；选项D的"谷胱甘肽"主要用于丙烯腈、氰化物、一氧化碳、重金属等中毒的治疗；选项E的"碘解磷定"主要用于有机磷中毒的治疗。因此，本题的正确答案为A。

34．【试题答案】　B

【试题解析】本题考查要点是"三级信息评价的标准"。对三级文献的评价要从以下几个方面来考虑：①书的作者是否为该领域的专家？从事过这一领域的工作吗？②书中提供的内容是最新的吗（在出版日期看来是较新的信息）？③提供的信息内容是否有参考文献的支持？④书（包括电子书）中还提供相关信息的引文或连接吗？⑤信息内容有无偏倚或明显的差错？因此，本题的正确答案为B。

35．【试题答案】　D

【试题解析】本题考查要点是"咳嗽的药物治疗"。依据咳嗽的发病时间，对白天咳嗽宜选用苯丙哌林；对夜间咳嗽宜选用右美沙芬，其镇咳作用显著，服后10~30分钟起效，有效作用时间为5~6小时，大剂量一次30mg时有效时间可长达8~12小时，比相同剂量的可待因作用时间长，故能抑制夜间咳嗽以保证睡眠。成人一次10~20mg；6~12岁儿童一次5~10mg，2~6岁儿童一次2.5~5mg；每隔4小时1次。因此，本题的正确答案为D。

36．【试题答案】　C

【试题解析】本题的考查要点是"阿尔兹海默病治疗原则"。阿尔兹海默病治疗原则中应避免使用抗胆碱能药物（如颠茄、苯海拉明、羟嗪片、奥昔布宁、三环类抗抑郁药、氯氮䓬、硫利达嗪）。因此，本题的正确答案为C。

37．【试题答案】　C

【试题解析】本题考查要点是"小儿使用糖皮质激素类药物的用药原则"。肾上腺糖皮质激素可抑制患儿的生长和发育，小儿长期使用需十分慎重，如确有必要长期使用，应采用可的松等短效或泼尼松等中效制剂，避免使用地塞米松、倍他米松等长效制剂。口服中效制剂隔日疗法可减轻对生长的抑制作用。因此，本题的正确答案为C。

38．【试题答案】　A

【试题解析】本题考查要点是"老年人的药动学特点"。肾脏是药物的主要排泄器官，老年人的肾单位仅为年轻人的一半，老年人易患的某些慢性疾病也可减少肾脏的灌注，这些均影响药物的排泄，使药物在体内积蓄，容易产生不良反应或中毒。老年人肾脏功能变化较为突出，对机体的影响也较为重要，肾小球随年龄的增长而逐渐出现纤维化和玻璃变性，肾小球基底膜增厚，肾小动脉壁弹力纤维明显增多增厚、弹性降低；肾小管细胞脂肪变性，基膜变厚，部分肾小管萎缩或扩张，肾小球、肾小管功能降低，肾血流量减少。当老年人使用经肾排泄的常量药物时，就易蓄积中毒。特别是使用地高辛、氨基糖苷类抗生素、苯巴比妥、四环素类、头孢菌素类、磺胺类药、普萘洛尔等药时要慎重。因此，本题的正确答案为A。

39．【试题答案】　C

【试题解析】如标明在冷处贮存则应贮存在2～10℃环境中，有些药品有特殊贮存温度要求，应按照说明书要求贮存药品。因此，本题的正确答案为C。

40．【试题答案】　D

【试题解析】本题考查要点是"抗糖尿病药的合理应用"。糖尿病患者应注意保护肝肾功能，糖尿病合并肝病时，宜服用葡萄糖苷酶抑制剂；对轻、中度肾功能不全者推荐应用格列喹酮，因其由肝胆排泄。葡萄糖苷酶抑制剂包括阿卡波糖和伏格列波糖。因此，本题的正确答案为D。

二、B型题

41～43．【试题答案】　A、B、E

【试题解析】本组题考查要点是"糖尿病的药物治疗"。格列本脲在临床上应用广泛，作用快且强，其强度为甲苯磺丁脲的500～1000倍。糖尿病治疗还要充分考虑到患者服药的依从性，对于经常出差，进餐不规律的患者，选择每日服用1次的药物（如格列美脲）则更为方便、合适，依从性更好。对轻、中度肾功能不全者推荐应用格列喹酮，因其由肝胆排泄。

44～47．【试题答案】　B、D、A、E

【试题解析】本组题考查要点是"临床常见中毒的解救"。地西泮属于苯二氮䓬类镇静催眠药，解救苯二氮䓬类中毒的特异性治疗药物为氟马西尼；对于三环类抗抑郁药中毒，解毒剂应用体温升高、心动过速等抗胆碱症状明显者，可用乙酰胆碱酯酶抑制药对抗三环类抗抑郁药引起的抗胆碱能反应。水杨酸毒扁豆碱具有乙酰胆碱酯酶抑制药的作用。解救巴比妥类镇静催眠药中应以5%碳酸氢钠液静脉滴注以碱化尿液，加速排泄。香豆素类灭鼠药中毒，特效解毒剂为：静脉滴注维生素K_1 10～30mg，一日1～3次；亦可先静脉注射维生素K_1 50mg，然后改为10～20mg肌内注射，一日1～4次。严重出血时每日总量可用至300mg。

48～50．【试题答案】　E、A、C

【试题解析】本组题考查要点是"药物相互作用对药效学的影响"。应用利血平或胍乙啶后能导致肾上腺素受体发生类似去神经性超敏感现象，从而使具有直接作用的拟肾上腺素药的升压作用增强。

　　肝素钙与阿司匹林、非甾体抗炎药、右旋糖苷、双嘧达莫合用，有增加出血的危险。

　　苄丝肼或卡比多巴为芳香氨基酸类脱羧酶抑制剂，可抑制外周左旋多巴脱羧转化为多巴胺的过程，使循环中左旋多巴含量增高5~10倍，进入脑中的多巴胺量也随之增多。

　　51~52.【试题答案】　A、C

　　【试题解析】本组题考查要点是"急性结膜炎的药物治疗"。治疗流行性出血性结膜炎应用抗病毒药，0.1%羟苄唑、0.1%利巴韦林滴眼剂；治疗春季卡他性结膜炎可应用1%泼尼松滴眼剂。

　　53~56.【试题答案】　E、B、A、C

　　【试题解析】本组题考查要点是"常用降压药的主要不良反应"。二氢吡啶类钙通道阻滞剂的主要不良反应为踝部水肿、头痛、潮红；非二氢吡啶类钙通道阻滞剂的主要不良反应为房屋传导阻滞，心功能抑制；噻嗪类利尿药的主要不良反应为血钾减低、血钠减低、血尿酸升高；保钾利尿药的主要不良反应为血钾增高；α、β阻断剂的主要不良反应为直立性低血压、支气管痉挛。

　　57~58.【试题答案】　C、E

　　【试题解析】本组题考查要点是"消化性溃疡病的治疗"。替普瑞酮是胃黏膜保护剂，一次50mg，一日2次，于餐前0.5小时服用；雷尼替丁属于抗组胺H_2受体阻断剂；奥美拉唑属于质子泵抑制剂；哌仑西平属于胆碱受体抑制剂；溴丙胺太林属于解除平滑肌痉挛和镇痛的药物。

　　59~61.【试题答案】　B、A、E

　　【试题解析】本组题考查要点是"阴道炎的药物治疗"，真菌性阴道炎症状包括：外阴有瘙痒感，外阴湿疹化，阴唇肿胀而有刺痒感，有搔抓痕迹；白带量多并有臭味，黏稠呈奶酪或豆腐渣样或白色片，从阴道排出等。真菌性阴道炎常选用制霉菌素、克霉唑、咪康唑、益康唑栓剂，任选其一。首选硝酸咪康唑栓。泡沫状白带是阴道滴虫病的特征。对于滴虫性阴道炎，甲硝唑有强大的杀灭滴虫作用。克拉霉素主要用于敏感细菌所致的上下呼吸道感染，包括扁桃体炎、咽喉炎、副鼻窦炎、支气管炎、肺炎，以及皮肤软组织感染、脓疱、丹毒、毛囊炎、伤口感染等，疗效与其他大环内酯类相仿。也可用于沙眼衣原体或溶脲脲原体所致生殖泌尿系感染、艾滋病患者的非典型分支杆菌感染等。

　　62~63.【试题答案】　D、E

　　【试题解析】本组题考查要点是"药物的适宜溶剂"。苯妥英钠属于弱酸强碱盐，与酸性的葡萄糖液配伍可析出苯妥英沉淀；两性霉素B应用氯化钠注射液溶解可析出沉淀。

　　64~67.【试题答案】　E、C、A、D

　　【试题解析】本组题考查要点是"糖尿病的药物治疗"。单纯餐后血糖高，而空腹和餐前血糖不高者首选α-葡萄糖苷酶抑制剂。

　　儿童1型糖尿病用胰岛素治疗；2型糖尿病目前仅有二甲双胍被批准用于儿童。

　　糖尿病合并妊娠及妊娠期糖尿病、糖尿病合并酮症酸中毒、高渗性昏迷、乳酸性酸中毒、各种应激情况、严重慢性并发症、消耗性疾病应选用胰岛素注射。

经常出差，进食不规律的患者，选择每日1次用药（如格列美脲）更为方便，依从性好。

68～69.【试题答案】   A、B

【试题解析】本组题考查要点是"药物对胚胎及胎儿的不良影响"。妊娠早期（即妊娠初始3个月）是胚胎器官和脏器的分化时期，最易受外来药物的影响引起胎儿畸形。沙利度胺（反应停）可引起胎儿肢体、耳、内脏畸形；雌激素、孕激素和雄激素常引起胎儿性发育异常；叶酸拮抗剂如甲氨蝶呤，可致颅骨和面部畸形、腭裂等；烷化剂如氮芥类药物引起泌尿生殖系异常，指趾畸形；其他如抗癫痫药（苯妥英钠、三甲双酮等）、抗凝血药（华法林）等均能引起畸形。

妊娠后期孕妇使用抗凝药华法林、大剂量苯巴比妥或长期服用阿司匹林治疗，可导致胎儿严重出血，甚至死胎。

70～71.【试题答案】   B、D

【试题解析】本组题考查要点是"药物相互作用对药动学的影响"。药动学包括药物的吸收、分布、代谢和排泄四个环节。药物与血浆蛋白结合率的大小是影响药物在体内分布的重要因素。阿司匹林、依他尼酸、水合氯醛等均具有较强的血浆蛋白结合力，与口服磺酰脲类降糖药、抗凝血药、抗肿瘤药等合用，可使后三者的游离型药物增加，血浆药物浓度升高。

通过竞争性抑制肾小管的排泄、分泌和重吸收等功能，增加或减缓药品的排泄。如丙磺舒、阿司匹林、吲哚美辛、磺胺类药可减少青霉素β肾小管的排泄，使青霉素的血浆药物浓度增高。血浆半衰期延长，毒性可能增加。

72～73.【试题答案】   A、C

【试题解析】本组题考查要点是"药物相互作用对药动学的影响"。抗酸药的复方制剂组分中有Ca^{2+}、Mg^{2+}、Al^{3+}、Bi^{3+}，与四环素同服，可形成难溶性的配位化合物（络合物）而不利于吸收，影响疗效。所以，抗酸药不宜与四环素同服。改变胃排空或肠蠕动速度的药物，如阿托品、颠茄、丙胺太林等可延缓胃排空，增加药物的吸收，而甲氧氯普胺（胃复安）、多潘立酮（吗丁啉）、西沙必利等药物可增加肠蠕动，从而减少了药物在肠道中滞留时间，影响药物吸收。所以，用氧氯普胺不宜与阿托品合用。

74～75.【试题答案】   B、A

【试题解析】不宜选用葡萄糖注射液溶解的药品：青霉素结构中含有β-内酰胺环，极易裂解而失效，与酸性较强的葡萄糖注射液配伍，可促进青霉素裂解为无活性的青霉酸和青霉噻唑酸；宜将一次剂量溶于50～100mL氯化钠注射液中，于0.5～1小时滴毕，既可在短时间内形成较高的血浆浓度，又可减少因药物分解而致敏。不宜选用氯化钠注射液溶解的药品：①普拉睾酮：不宜选用氯化钠注射液溶解，以免出现浑浊。②洛铂：用氯化钠溶解可促进降解。③两性霉素B：应用氯化钠注射液溶解可析出沉淀。

76～78.【试题答案】   A、E、C

【试题解析】本组题考查要点是"饮食对药品疗效的影响"。乙醇在体内经乙醇脱氢酶的作用代谢为乙醛,有些药可抑制酶的活性,干扰乙醇的代谢,使血中的乙醛浓度增高,出现"双硫仑样反应",表现有面部潮红、头痛、眩晕、腹痛、胃痛、恶心、呕吐、气促、嗜睡、血压降低、幻觉等症状,所以在使用抗滴虫药甲硝唑、替硝唑,抗生素头孢曲松、头孢哌酮,抗精神病药氯丙嗪等期间应避免饮酒。

口服灰黄霉素时,可适当多食脂肪,因为灰黄霉素主要在十二指肠吸收,胃也能少量吸收,高脂肪食物可促进胆汁的分泌,延缓胃排空的速度。使灰黄霉素的吸收显著增加。

食醋不宜与磺胺类药同服,后者在酸性条件下溶解度降低,可在尿道中形成磺胺结晶,对尿路产生刺激,出现尿闭和血尿。

79~80.【试题答案】 C、E

【试题解析】本组题考查要点是"治疗腹泻的处方药"。对腹痛较重者或反复呕吐腹泻者:腹痛剧烈时可服山莨菪碱片,一次5mg,一日3次或痛时服用。非感染性的急慢性腹泻:抗动力药可缓解急性腹泻症状,首选洛哌丁胺,其抑制肠蠕动,延长肠内容物的滞留时间,抑制大便失禁和便急,减少排便次数,增加大便的稠度。

81~83.【试题答案】 D、E、A

【试题解析】本组题考查要点是"使用抗酸剂和铋剂的注意事项"。使用抗酸剂和铋剂,要注意:①肾功能情况;②询问排便情况,如氢氧化铝凝胶和铋剂有便秘作用,铝碳酸镁有轻泻或便秘作用;③老年人长期服用氢氧化铝片和凝胶时,可影响肠道吸收磷酸盐,导致骨质疏松;铝盐吸收后沉积于脑,可引起老年性痴呆;骨折患者不宜服用;阑尾炎或急腹症时,服用氢氧化铝制剂可使病情加重,可增加阑尾穿孔的危险,应禁用。

84~86.【试题答案】 A、C、E

【试题解析】本组题考查要点是"药物对孕妇的影响"。妊早期(妊娠初始3个月)是胚胎器官和脏器的分化期,易受药物的影响引起胎儿畸形。如雌激素、孕激素等常可致胎儿性发育异常,甲氨蝶呤可致颅骨和面部畸形、腭裂等;妇女在妊娠期对泻药、利尿药和刺激性较强的药物比较敏感,可能引起早产或流产,应注意;妊娠晚期服用阿司匹林可引起过期妊娠、产程延长和产后出血。

87~88.【试题答案】 A、B

【试题解析】本组题考查要点是"用药注意事项与患者教育"。异烟肼可发生周围神经病(肌肉痉挛、四肢感觉异常、视神经炎、视神经萎缩等),尤其是嗜酒、糖尿病、肾脏疾病、营养不良的患者。有癫痫、嗜酒、精神病史者慎用。利福平常见不良反应有消化道症状(恶心、呕吐、食欲不振等),肝功能受损。服药后排泄物呈橘红色。

89~92.【试题答案】 E、B、D、C

【试题解析】本组题考查要点是"药学信息服务、药物流行病学、药物警戒和循证医学的概念"。通过印刷品、光盘或网络等载体传递的有关药学方面的知识属于药学信息服务。

在药品临床评价中,上市药品的安全性评价主要依靠药物流行病学研究。药物流行病学是由临床药理学和流行病学等学科相互渗透形成的一门新兴的应用学科。

世界卫生组织关于药物警戒的定义和目的如下：药物警戒是与发现、评价、理解和预防不良反应或其他任何可能与药物有关问题的科学研究与活动。

循证医学又称有据医学、求证医学、实证医学，即遵循证据的医学，其核心思想是医务人员应该谨慎、正确、明智地运用在临床研究中得到的最新的、最有力的科学研究信息来诊治患者。

93~94.【试题答案】　A、E

【试题解析】本组题考查要点是"药物相互作用对药效学的影响"。在 β-内酰胺酶抑制剂与 β-内酰胺类抗生素复方制剂中，如阿莫西林/克拉维酸钾，β-内酰胺酶抑制剂可竞争性和非竞争性抑制 β-内酰胺酶，使青霉素、头孢菌素免受开环破坏。

抗疟药青蒿素可诱发抗药性，与乙胺嘧啶、磺胺多辛联合应用可延缓抗药性的产生。

95~96.【试题答案】　E、A

【试题解析】本组题考查要点是"血压水平的定义"。《中国高血压防治指南》（2010年修订版）按血压水平将血压分为正常血压、正常高值及高血压。血压低于 120/80mmHg 定为正常血压。血压 120~139/80~89mmHg 定为正常高值。将高血压定义为：在未用抗高血压药情况下，收缩压≥140mmHg 和/或舒张压≥90mmHg，按血压水平将高血压分为 1、2、3 级。收缩压≥140mmHg 和舒张压<90mmHg 单列为单纯性收缩期高血压。患者既往有高血压史，目前正在应用抗高血压药，血压虽然低于 140/90mmHg，亦应该诊断为高血压。

97~98.【试题答案】　B、C

【试题解析】本组题考查要点是"含有毒性物质的食物急性中毒的解救"。瘦肉精重度中毒时，催吐、洗胃、导泻；监测血钾，适量补钾；口服或者静脉滴注 β 受体阻断剂如普萘洛尔、美托洛尔、艾司洛尔等。苯丙胺类物质中毒时，可口服氯化铵或给予维生素 C 酸化尿液促进毒物排出。

99~100.【试题答案】　E、C

【试题解析】本组题考查要点是"下尿路症状/良性前列腺增生症"。目前应用的是选择性 α_1 受体阻断剂（多沙唑嗪、阿夫唑嗪、特拉唑嗪）和高选择性 α_{1A} 受体阻断剂（坦索罗辛）。剂量适当的各种 α_1 受体阻断剂取得的疗效相似，可使 IPSS 评分降低 35%~40%。患者前列腺体积和年龄不影响 α_1 受体阻断剂的疗效，中长期疗效研究结果表明，α_1 受体阻断剂可维持至少 4 年以上的疗效。α_1 受体阻断剂的治疗优势在于数小时到数天后症状即有改善，不影响前列腺体积和血清前列腺特异抗原（PSA）水平。氢氯噻嗪因减少尿酸排泄可引起高尿酸血症；噻嗪类利尿剂可引起低血钾，痛风者禁用。

三、C 型题

101.【试题答案】　B

【试题解析】本题考查要点是"糖尿病的诊断依据"。糖尿病的诊断依据为：①有典型糖尿病症状（多饮、多尿和不明原因体重下降等）、任意时间血糖≥11.1mmol/L（200mg/

dL）；或②空腹（禁食时间大于8小时）血糖≥7.0mmol/L（126mg/dL）；或③75g葡萄糖负荷后2h血糖≥11.1mmol/L（200mg/dL）。本患者均符合以上诊断依据。所以，该患者为2型糖尿病患者。因此，本题的正确答案为B。

102.【试题答案】　C

【试题解析】本题考查要点是"2型糖尿病的药物治疗"。2型肥胖型糖尿病患者（体重超过理想体重10%），首选二甲双胍；2型非肥胖型糖尿病患者在有良好的胰岛β细胞储备功能、无高胰岛素血症时可应用促胰岛素分泌剂，如磺酰脲类降糖药和格列奈类；单纯的餐后血糖高，而空腹和餐前血糖不高，则首选α-葡萄糖苷酶抑制剂；餐后血糖升高为主，伴餐前血糖轻度升高，首选胰岛素增敏剂噻唑烷二酮类；糖尿病合并肾病者可首选格列喹酮。因此，本题的正确答案为C。

103.【试题答案】　C

【试题解析】本题考查要点是"二甲双胍的不良反应"。二甲双胍的主要不良反应有消化道反应、乳酸性酸中毒、体重减轻。因此，本题的正确答案为C。

104.【试题答案】　B

【试题解析】本题考查要点是"甲亢的临床表现"。年轻女性，有上呼吸道感染诱因，出现甲状腺肿大及高代谢候群，即可考虑甲状腺功能亢进症的临床诊断。甲状腺功能亢进症主要表现为多食、消瘦、畏热、多汗、心悸、激动等高代谢症候群。经实验室检查，甲状腺功能亢进症的血清游离甲状腺激素（FT_3、FT_4）水平增加，血清促甲状腺素（TSH）水平降低，血清促甲状腺受体抗体（TR-Ab）阳性。所以，该患者均符合以上临床表现和实验室检查。该患者可诊断为甲状腺功能亢进。因此，本题的正确答案为B。

105.【试题答案】　A

【试题解析】本题考查要点是"甲亢的药物治疗"。甲亢的主要治疗药物是应用抗甲状腺药，如丙硫氧嘧啶、甲巯咪唑，其他治疗药物有碳酸锂，可抑制甲状腺激素分泌，主要用于对于抗甲状腺药和碘剂均过敏的患者，临时控制甲状腺毒症，剂量一次300~500mg，每8小时给予1次。因此，本题的正确答案为A。

106.【试题答案】　C

【试题解析】本题考查要点是"甲巯咪唑的不良反应"。甲巯咪唑的主要不良反应为皮疹、白细胞计数减少、粒细胞计数缺乏、肝功能损害。选项C的"白细胞升高"是碳酸锂的不良反应。因此，本题的正确答案为C。

107.【试题答案】　E

【试题解析】本题考查要点是"深静脉血栓形成的临床表现"。该患者手术后，血液处于高凝状态，且患者制动，为深静脉血栓形成的风险因素。且该患者术后7天出现患肢肿胀、疼痛，活动后加重，抬高患者可好转，为深静脉血栓形成的临床表现。因此，本题的正确答案为E。

108.【试题答案】　C

【试题解析】本题考查要点是"深静脉血栓形成的治疗药物"。深静脉血栓形成药物治疗的主要目的是预防肺栓塞，特别是病程早期，血栓松软与血管壁粘连不紧，极易脱落，应采取积极的治疗措施。需使用的药物包括：①抗凝药物：肝素、华法林、新型抗凝药（达比加群酯、利伐沙班、阿哌沙班）；②溶栓治疗：常用药物有链激酶、尿激酶和阿替普酶。所以，选项A、B、D、E均属于可以选用的药物。选项C的"氯吡格雷"为抗血小板聚集药物。因此，本题的正确答案为C。

109.【试题答案】 E

【试题解析】本题考查要点是"深静脉血栓形成的用药注意事项"。减弱华法林抗凝作用的常用药物有：维生素K、苯巴比妥、雌激素、糖皮质激素、口服避孕药、螺内酯等。所以，选项E符合题意。增强华法林抗凝作用的常用药物有：抗血小板药、非甾体类抗炎药、抗菌药物类等。因此，本题的正确答案为E。

110.【试题答案】 C

【试题解析】本题考查要点是"深静脉血栓形成的治疗"。如因出血倾向而不宜用抗凝治疗者，或深静脉血栓进展迅速已达膝关节以上者，预防肺栓塞可用经皮穿刺做下腔静脉滤器放置术。因此，本题的正确答案为C。

四、X型题

111.【试题答案】 CD

【试题解析】本题考查要点是"上市前药物临床评价阶段"。药品临床评价可分为两个阶段，即上市前、上市后药品临床再评价阶段。对于药品工作者来说，一个新药按《药物临床试验质量管理规范》（简称GCP）管理要求是必须经过四期临床试验，即上市前要经过三期（Ⅰ期、Ⅱ期和Ⅲ期）临床试验；批准上市后还要经过Ⅳ期临床试验，此为狭义的临床再评价阶段。所以，选项E属于上市后的临床评价阶段，只有选项BCD在选择范围内。①Ⅰ期临床试验。包括初步的临床药理学及人体安全性评价试验阶段。②Ⅱ期临床试验。治疗作用的初步评价阶段。③Ⅲ期临床试验。新药得到批准试生产后进行的扩大的临床试验阶段。所以，选项C、D符合题意。因此，本题的正确答案为CD。

112.【试题答案】 BE

【试题解析】《中华人民共和国药典临床用药须知（2010年版）》中规定必须做皮肤敏感试验的药物有青霉素钠、破伤风抗毒素。因此，本题的正确答案为BE。

113.【试题答案】 ACDE

【试题解析】本题考查要点是"发热的临床表现"。发热的主要表现是体温升高、脉搏加快，突发热常为0.5~1天，持续热为3~6天。所以，选项A的叙述是正确的。发热患者血常规检查白细胞计数高于正常值，可能有细菌感染；白细胞计数低于正常值，可能有病毒感染。所以，选项B的叙述是不正确的。发热伴有头痛、关节痛、咽喉痛、畏寒、乏力、鼻塞或咳嗽，可能伴有感冒。所以，选项C的叙述是正确的。发热儿童伴有咳嗽、流涕、眼结膜充血、麻疹黏膜斑及全身斑丘疹，可能是麻疹。所以，选项D的叙述是正确的。发热可有间歇期，表现有间歇发作的寒战、高热，继之大汗，可能是化脓性感染或疟疾。所以，选项 E 的叙述是正确的。因此，本题的正确答案为 ACDE。

114.【试题答案】 ABD

【试题解析】本题考查要点是"腹泻的非处方药物治疗"。肠道菌群失调性腹泻可补充微生态制剂。例如双歧杆菌通过与肠黏膜上皮细胞作用而结合，与其他厌氧菌一起占据肠黏膜表面，形成一道生物屏障，阻止致病菌的侵入；复方嗜酸乳杆菌片（乳杆菌）含嗜酸乳杆菌，在肠内可抑制腐败菌的生长，防止肠内蛋白质的发酵，减少腹胀和腹泻。双歧三联活菌胶囊含有双歧杆菌、乳酸杆菌和肠球菌，在肠内补充正常的生理细菌，维持肠道正常菌群的平衡，达到止泻的目的。所以，选项 A 的叙述是正确的。激惹性腹泻，因化学刺激引起的腹泻，可供选用的有双八面蒙脱石，可覆盖消化道，与黏膜蛋白质结合后增强黏液屏障，防止酸、病毒、细菌、毒素对消化道黏膜的侵害。所以，选项 B 的叙述是正确的。消化性腹泻，因胰腺功能不全引起的消化不良性腹泻，应服用胰酶；对摄食脂肪过多者可服用胰酶和碳酸氢钠；对摄食蛋白质而致消化不良者宜服胃蛋白酶；对同时伴腹胀者可选用乳酶生或二甲硅油。所以，选项 C 的叙述是不正确的。感染性腹泻，对痢疾、大肠杆菌感染的轻度急性腹泻应首选小檗碱（黄连素）。所以，选项 D 的叙述是正确的。病毒性腹泻应用抗生素或微生态制剂基本无效，可选用抗病毒药，如阿昔洛韦、泛昔洛韦。选项 E 的叙述是正确的。但选项 E 属于腹泻的处方药治疗。因此，本题的正确答案为 ABD。

115.【试题答案】 ABCD

【试题解析】本题考查要点是"不宜选用葡萄糖注射液溶解的药品"。不宜选用葡萄糖注射液溶解的药品有：①青霉素：青霉素结构中含有 β-内酰胺环，极易裂解而失效，与酸性较强的葡萄糖注射液配伍，可促进青霉素裂解为无活性的青霉酸和青霉噻唑酸，宜将一次剂量溶于 50~100mL 氯化钠注射液中，于 0.5~1 小时滴毕，既可在短时间内形成较高的血浆浓度，又可减少因药物分解而致敏。②头孢菌素：大多数头孢菌素属于弱酸强碱盐，葡萄糖注射液在制备中加入盐酸，两者可发生反应产生游离的头孢菌素，若超过溶解度许可，会产生沉淀或浑浊，建议更换氯化钠注射液或加入 5% 碳酸氢钠注射液（3mL/1000mL）。③苯妥英钠：属于弱酸强碱盐，与酸性的葡萄糖液配伍可析出苯妥英沉淀。④阿昔洛韦：属于弱酸强碱盐，与酸性的葡萄糖液直接配伍可析出沉淀，宜先用注射用水溶解。⑤瑞替普酶：与葡萄糖注射液配伍可使效价降低，溶解时宜用少量注射用水溶解，不宜用葡萄糖溶液稀释。⑥依托泊苷、替尼泊苷、奈达铂：依托泊苷等在葡萄糖注射液中不稳定，可析出细微沉淀，宜用氯化钠注射液、注射用水等充分稀释，溶液浓度越低，稳定性越大。所以，选项 A、B、C、D 符合题意。选项 E 的"红霉素"属于不宜选用氯化钠注射液溶解的药品。红霉素静滴时若以氯化钠或含盐类的注射液溶解，可形成溶解度较小的红霉素盐酸盐，产生胶状不溶物，使溶液出现白色浑浊或结块沉淀。应先溶于注射用水 6~12mL 中，再稀释于 5% 或 10% 葡萄糖注射液中。此外，红霉素在酸性溶剂中破坏降效，一般不宜与低 pH 的葡萄糖注射液配伍，可在 5%~10% 葡萄糖注射液中，添加维生素 C 注射液（抗坏血酸钠 1g）或 5% 碳酸氢钠注射液 0.5mL，使 pH 升高至 5.0 以上，则有助于稳定。因此，本题的正确答案为 ABCD。

116.【试题答案】 ABCD

【试题解析】本题考查要点是"饮水对药物疗效的影响"。宜多饮水的药物：①平喘药；

②利胆药中苯丙醇、羟甲香豆素、去氢胆酸和熊去氧胆酸服后可引起胆汁的过度分泌和腹泻，需避免过度腹泻而脱水。③蛋白酶抑制剂，多数可引起尿道结石或肾结石，所以在治疗期间应确保足够的水化。④双膦酸盐：双膦酸盐对食管有刺激性，须多饮水。⑤抗痛风药，饮水防止尿酸在排出过程中在泌尿道沉积形成结石。⑥抗尿结石药，需降低尿液中盐类的浓度，减少尿盐沉淀的机会。⑦电解质。⑧磺胺类药物，易发生尿路刺激和阻塞现象，出现结晶尿、血尿、尿痛和尿闭。⑨氨基糖苷类抗生素，宜多喝水以稀释并加快药的排泄。⑩氟喹诺酮类药物应多饮水，防止药物造成肾损伤。因此，本题的正确答案为 ABCD。

117. 【试题答案】 ABCD

【试题解析】本题考查要点是"吩噻嗪类抗精神病药物中毒的救治措施"。吩噻嗪类抗精神病药物中毒的救治措施有：①吸氧，保持充分氧的供给，出现呼吸抑制时，行气管插管，必要时呼吸机辅助通气。②保温，避免发生低温。③清除毒物洗胃，洗胃后给予活性炭吸附，给予硫酸钠 20~30g 导泻促进排出。④支持疗法。低血压：补充血容量，持续性低血压时应用去甲肾上腺素等α肾上腺受体激动剂，禁用肾上腺素，慎用多巴胺，因可加重低血压。震颤麻痹综合征：应用苯海索、氢溴酸东莨菪碱。治疗奎尼丁样心脏毒性（Q-T 间期延长、QRS 波宽大）：可用 5%碳酸氢钠注射液静脉滴注。癫痫发作：应用地西泮、苯妥英钠（但是院前处理应避免为控制癫痫发作而使用镇静药引起呕吐）。昏迷、呼吸抑制：纳洛酮可使患者清醒时间明显缩短，心率加快，血压升高，解除呼吸抑制。中枢神经抑制严重患者应用中枢兴奋剂，如哌醋甲酯、苯甲酸钠咖啡因或苯丙胺等。因此，本题的正确答案为 ABCD。

118. 【试题答案】 ACDE

【试题解析】本题考查要点是"治疗冻伤（疮）的非处方药"。治疗冻伤（疮）的非处方药有：①对未形成溃疡的冻疮，轻轻按摩或温水湿敷，以促进血液循环，切忌以热水敷或热火烘烤。并可外涂敷紫云膏，一日 1 次。②对轻度冻疮者选用 10%樟脑软膏（5%樟脑醑）涂敷患部，一日 2 次。或以肌醇烟酸酯软膏涂敷患部，其为一温和的血管扩张剂，直接作用于血管壁，可使病变部位和受寒冷刺激敏感部位的血管扩张，可促进局部皮肤、肌肉的血液循环，增加血流和末梢血管的血流量。作用缓和而持久，适用于冻疮的防治，外用其 1%乳膏剂，一日 1~2 次。对 1~2 度冻疮者可局部涂敷 10%辣椒软膏、10%氧化锌软膏或冻疮膏等。③对局部发生水疱和糜烂者，可涂敷 10%氧化锌软膏或依沙吖啶（利瓦诺）氧化锌糊剂；对发生溃烂而感染者，局部以 0.02%高锰酸钾溶液浸泡后清除溢出的黏液后涂敷溃疡膏、0.5%~1%红霉素、0.5%林可霉素乳膏或 10%鱼石脂软膏，以控制细菌的感染。④烟酸可扩张血管，促进血液循环，用药后可出现局部和面部的温热感，口服一次 50~100mg，一日 1~3 次，为减少不良反应，可酌选其缓释制剂；维生素 E 可促进肌肉生长，一次 50~100mg，一日 1~3 次，连续 3 个月。对瘙痒严重者可加服抗过敏药氯苯那敏（扑尔敏）或赛庚啶，一次 2~4mg，一日 2 次。所以，选项 A、C、D、E 符合题意。选项 B 的"十一烯酸软膏"是治疗手足真菌感染的非处方药。因此，本题的正确答案为 ACDE。

119. 【试题答案】 BCDE

【试题解析】本题考查要点是"引起再生障碍性贫血的药物"。引起再生障碍性贫血的药物有：氯霉素、保泰松、吲哚美辛、阿司匹林、对乙酰氨基酚、环磷酰胺、甲氨蝶呤、羟基脲、金诺芬、氯喹、苯妥英钠、甲硫氧嘧啶、丙硫氧嘧啶、卡比马唑（甲亢平）、磺胺异噁唑、复方磺胺甲噁唑等。所以，选项 B、C、D、E 符合题意。选项 A 属于引起溶血性贫血的药物。因此，本题的正确答案为 BCDE。

120. 【试题答案】　ABCD

【试题解析】本题考查要点是"免疫法测定血药浓度"。药品的继发反应是指药品的间接反应。如服用异烟肼治疗结核病，可引起维生素 B_6 缺乏，造成周围神经病及贫血；长期使用广谱抗生素，可改变肠道的菌群关系，造成菌群失调，导致二重感染；噻嗪类利尿药引起的低血钾，使患者不耐受强心药地高辛；服用减肥药奥利司他引起脂溶性维生素的缺乏。所以，选项 A、B、C、D 符合题意。选项 E 属于药品的毒性反应。因此，本题的正确答案为 ABCD。